AF645674

Zur

historischen Biologie der Krankheitserreger

Materialien, Studien und Abhandlungen

gemeinsam mit

V. FOSSEL, Graz, T. v. GYÖRY, Budapest, W. HIS, Berlin

herausgegeben von

KARL SUDHOFF und GEORG STICKER

Leipzig Bonn

5. Heft

Karl Sudhoff

Mal Franzoso in Italien in der ersten Hälfte des 15. Jahrhunderts

Ein Blatt aus der Geschichte der Syphilis

Mit 3 Tafeln in Lichtdruck und 3 Abbildungen im Text

Gießen 1912

Verlag von Alfred Töpelmann (vormals J. Ricker)

Verlag von Alfred Töpelmann (vormals J. Ricker) in Gießen

Zur historischen Biologie der Krankheitserreger

Materialien, Studien und Abhandlungen

gemeinsam mit

V. FOSSEL, Graz, T. v. GYÖRY, Budapest, W. HIS, Berlin

herausgegeben von

KARL SUDHOFF und GEORG STICKER
Leipzig Bonn

---

1. Heft M. —.40 — Karl Sudhoff: **Historik und Seuchenforschung**
Georg Sticker: **Parasitologie und Loimologie**

---

2. Heft M. 1.40 — Georg Sticker
Die Bedeutung der Geschichte der Epidemien für die heutige Epidemiologie

---

3. Heft M. 2.— — Grafton Elliot Smith und Marc Armand Ruffer
Pott'sche Krankheit an einer ägyptischen Mumie
aus der Zeit der 21. Dynastie (um 1000 v. Chr.)
Mit zwei Tafeln — Vorausgeschickt ist eine Skizze von
Karl Sudhoff: Zur Einführung und Orientierung

---

4. Heft M. 1.— — Georg Sticker
Zur historischen Biologie des Erregers der pandemischen Influenza

---

In einer Serie zwangloser Einzeldarlegungen, zwanglos bis zu gewissem Grade i ihrem Forschungsgebiete, zwanglos in ihrer Ausarbeitung, zwanglos in der Auswahl ur der Aneinanderreihung der Veröffentlichungen, zwanglos endlich im Zeitpunkte ihres E scheinens, soll Aufklärung geschaffen werden über die bei früheren Epidemien beobachtete epidemiologischen und klinischen Erscheinungen unter Benutzung sämtlicher historische bakteriologischen, klinischen, statistischen wie aller allgemein epidemiologischen Methode von heute und Herleitung der hieraus zu gewinnenden Ergebnisse für die heutige Erfassun und Bekämpfung der Infektionskrankheiten.

Mag die eine Arbeit allgemeinen prinzipiellen Darlegungen gewidmet sein, so wi die andere mehr historisch-klinischer, eine dritte mehr historisch-ätiologischer Art se können, eine vierte ein einzelnes wichtiges historisches Dokument oder deren mehrere z Seuchengeschichte prüfen und in ihrem symptomatologischen oder pathogenetischen od prophylaktischen oder sanitätspolizeilichen Werte klarstellen: allen gemeinsam sein soll absolute Zuverlässigkeit des historischen Materials, Beiseitelassen alles entbehrliche historischen und statistischen Ballastes, knappe Form der Darstellung.

Zur

historischen Biologie der Krankheitserreger

Materialien, Studien und Abhandlungen

gemeinsam mit

V. FOSSEL, Graz, T. v. GYÖRY, Budapest, W. HIS, Berlin

herausgegeben von

KARL SUDHOFF und GEORG STICKER

Leipzig Bonn

---

5. Heft

Karl Sudhoff

Mal Franzoso in Italien in der ersten Hälfte des 15. Jahrhunderts

Ein Blatt aus der Geschichte der Syphilis

Mit 3 Tafeln in Lichtdruck und 3 Abbildungen im Text

Gießen 1912

Verlag von Alfred Töpelmann (vormals J. Ricker)

Druck von C. G. Röder G. m. b. H., Leipzig.

Vorwort.

„Warum ich mich dem allerneusten Enthusiasmus für die amerikanische Heimat der Syphilis und ihre Einschleppung nach Europa durch die erste Flotte des Kolumbus gegenüber ablehnend verhalte?“ — Weil ruhige Prüfung der historischen Dokumente, welche die angebliche Tatsache stützen sollen, mir ergeben hat, daß sie eine ernste Kritik nicht aushalten. Oder vermag es der Tatsache gegenüber, daß alle gleichzeitigen spanischen und italienischen ärztlichen und Profanschriftsteller kein Wort von einer solchen Einschleppung berichten, irgend etwas zu besagen, daß drei bis vier Jahrzehnte später bei einigen spanischen Autoren solche Behauptungen auftauchen? War denn etwa Krankheitseinschleppung auf dem Seewege und erstes Auftreten in Seestädten etwas Unerhörtes oder zuerst völlig Unfaßbares, daß die spanischen Ärzte dagegen hätten blind sein müssen? Nein, im Gegenteil, diese Anschauung hatte sich durch zahlreiche solche Erfahrungen — „Visis effectibus“ sagten sogar die Pariser Ärzte, die straff am Herkommen hielten, schon 1349! — seit $1\,^1/_2$ Jahrhunderten völlig festgesetzt und zu einem völlig ausgebildeten System von energischen Abwehrmaßregeln (einschließlich Quarantäne) seit einem vollen Jahrhundert geführt.

Auch scheinen die Gründe, welche in den zwanziger und dreißiger Jahren des 16. Jahrhunderts zur Verbreitung der Lehre vom amerikanischen Ursprung der Syphilis von Spanien aus gegeführt haben, nicht allzu undurchsichtig. Doch fiel schließlich ein anderes Moment besonders schwer in das Gewicht, das sich mir immer erneut wieder aufdrängte: daß die Syphilisliteratur des ersten Jahrzehntes nach der „Eroberung“ Neapels durch Karl VIII. von

Frankreich (1495) bei der Annahme des amerikanischen Imports der neu beobachteten Krankheit fast unverständlich war: allzuwenig Wissen über die Herkunft der Lues (nämlich so gut wie gar keines!) und viel zu viel Wissen von Anfang an über ihren Verlauf! —

Ich wartete ab, daß neues Beweismaterial kommen werde. Mir scheint, ich bin heute in der Lage, den ersten Faszikel solchen historischen Aktenmaterials vorzulegen. Es sagt recht vernehmlich gegen den amerikanischen Import der Syphilis aus — man lese und prüfe.

Leipzig am 1. November 1911.

Karl Sudhoff.

Seit ich im Sommer 1908 eine Rezeptsammlung nach mehreren handschriftlichen Vorlagen veröffentlichte, die den Leibwundarzt Philipps des Schönen von Frankreich, Jean Pitard (ca. 1250—1330) als ihren Verfasser, bzw. Sammler nennt, habe ich beim Durchmustern der mittelalterlichen medizinischen Handschriftenschätze der Bibliotheken auch dieser bescheidenen Literaturgattung ein gewisses Interesse geschenkt.

Ich hatte damals schon im Vorübergehn diese Sammlungen medizinischer Verordnungen mit ein paar Worten zu charakterisieren versucht.[1]) Im Grunde haben wir es hierbei mit einer uralten medizinischen Literaturform zu tun. Sind doch der altägyptische „Papyrus Ebers", der „Papyrus Hearst" und der „Papyrus Brugsch-major" nichts weiter als solche Sammlungen medizinischer Vorschriften und Rezepte mit nur ganz vereinzelten Einsprengungen theoretischer Exkurse, und auch in babylonischer Literatur scheint Ähnliches zu existieren. Auch in griechischer Zeit gab es solche volkstümlichen Arzneibücher[2]) und man braucht nur die „Compositiones" des Scribonius Largus, die „Medicina" des Cassius Felix oder des Plinius secundus aus römischer Zeit zu nennen und man ist „völlig im Bilde". Auch in den Literaturresten des 6.—12. Jahrhunderts der sog. Mönchsmedizin spielen diese Rezeptsammlungen und Autidotaria eine ausgiebige Rolle.

Einen großen Raum nehmen sie besonders in der medizinischen Literatur der Volkssprachen ein und gehen in diesen z. B. im gälischen bzw. kymrischen und angelsächsischen Norden ins 9. oder gar 8. Jahrhundert hinauf, während sie in der festländischen germanischen Literatur mit ganz vereinzelten Ausnahmen erst etwas

---

[1]) Archiv für Geschichte der Medizin. 2. Band Leipzig 1909. S. 198, 261 f. und 278.

[2]) Nicht nur εὐπόριστα eines Dioskurides, Galenos und Oreibasios.

später nachzuweisen sind[3]) und auch in den romanischen Sprachen nicht so sehr früh in die Erscheinung treten, meines Wissens am frühesten in provenzalischer Zunge. Doch über alles dieses sind noch umfängliche weitere Untersuchungen vonnöten, im Norden[4]) und im Süden.[5])

Auch für sich betrachtet ist die Bedeutung solcher Rezeptbücher nicht ganz gering, namentlich in den früheren Jahrhunderten des Mittelalters. Doch bin ich nicht eigentlich geneigt, deren Publikation generell zu empfehlen, sondern nur unter besondern Gesichtspunkten und unter Heranziehung umfassenden Quellenmaterials nach weitgehender Kenntnisnahme großer Bestände zahlreicher Bibliotheken. Dies gilt für alle solche Sammlungen auch in den Volkssprachen vom 13. Jahrhundert an,[6]) wobei ich natürlich von ihrer sprachlichen Bedeutung ganz absehe.

Ursprünglich entstanden solche Sammlungen rein gelegentlich. Ein Wundarzt, ein sorgsamer Hausvater, ein Arzneikunde treibender Klosterbruder, zuzeiten wohl auch einmal ein Landarzt schrieb zusammen, was ihm Interessantes vorkam. Ein anderer sammelte kosmetische Rezepte oder solche für ein bestimmtes Krankheitsgebiet. Kleine Sammlungen wurden dann wohl zu größeren Rezeptbüchern zusammengestellt, ohne daß man viel Wert darauf legte, eine äußere oder innere Einheitlichkeit und Ordnung zu schaffen. Aufmerksamem Studium ergibt sich dann wohl die Möglichkeit einer Trennung in Gruppen gesonderter Herkunft, die eine gewisse Selbständigkeit auch in den umfänglicheren Sammlungen noch bewahren. So wuchs schon in Indien, am Euphrat, am Nil, später auch in

[3]) Vgl. meine Zusammenstellung der älteren medizinischen Literatur in germanischen Sprachen im III. Bande des Archivs für Geschichte der Medizin 1910 S. 274 ff.

[4]) Hier ist als besonders wichtige Publikation die Sammlung von G. Henslow, Medical works of the fourteenth century, London 1899, zu beachten, aber es schlummert auch in Großbritannien doch noch manches in den Bibliotheken, das ich zum Teil selbst schon in der Hand hatte.

[5]) Was Fritz Pradel in „Griechische und süditalienische Gebete, Beschwörungen und Rezepte des Mittelalters“, Gießen 1907, publiziert hat, kommt hier kaum recht in Betracht, wohl aber Giovanni Gianninis „Curiosa Raccolta di segreti e di pratiche superstiziose fatta da un popolano fiorentino del secolo XIV“. Città di Castello 1898. Biblioteca dei Bibliofili N. 2.

[6]) Eine wirkliche Sammlung des gesamten Handschriftlichen Materials existiert nur für ein Sprachgebiet, für das Niederdeutsche in der Serie der Handschriftenkataloge C. Borchlings Mittelniederdeutsche Handschriften in Norddeutschland, den Niederlanden und Skandinavien in den Nachrichten von der Königl. Gesellschaft der Wissenschaften zu Göttingen. Phil.-hist. Klasse 1898 S. 79—316; 1900 (Beiheft) S. 1—204; 1902 (Beiheft) S. 1—263, wo auch das Medizinische vollständig berücksichtigt ist. Vgl. Mitt. z. Gesch. d. Medizin u. d. Naturw. Bd. I, S. 66—70.

Europa gelehrte und volkstümliche medizinische Literatur zusammen, der gelegentlich wohl auch sorgliche Ordner nicht völlig abgingen.

Im 14., namentlich aber dem 15. und 16. Jahrhundert gewinnen solche Sammlungen intern-medizinischer, chirurgischer und gynäkologisch-kosmetischer Verordnungen aus einem besondern Gesichtspunkte heraus ein nicht ganz geringes spezielles Interesse: sie nennen vielfach den Namen eines Arztes oder Wundarztes oder eines sonstigen der Heilkunde beflissenen Gewährsmannes, der die betreffende Verordnung zuerst nach einer klassischen oder arabischen Quelle empfohlen, selbst erfunden oder über besonders günstige oder auffällige mit ihr erreichte Wirkungen berichtet hat; wir könnten unsern Schatz von Kenntnissen über frühere Vertreter unserer Kunst durch aufmerksames Durchstöbern solcher alter Rezeptbücher ganz erheblich vermehren, die medizinische Biographik jener Zeiten ließe sich für die genannten Jahrhunderte aus diesen Wissensquellen ganz beträchtlich erweitern und vertiefen.

Aber auch noch in einer weiteren Richtung versprechen die Rezeptbücher aus dem Ende des Mittelalters und der beginnenden Neuzeit einigen Ertrag, wie auch die vorliegende Untersuchung lehren wird, in der Richtung auf die Geschichte der Krankheiten und zwar in mehrfacher Weise. Es lassen sich z. B. über die Häufigkeit mancher Krankheitszustände mit aller Vorsicht gewisse Schlüsse aus den Rezeptsammlungen eines bestimmten Zeitabschnittes ziehen, trotzdem sie ja großenteils abschriftweise zustande kommen, gleichsam agglutinierend Stück an Stück, Teilsammlung an Teilsammlung reihend, aber auch immer neues Material von Einzelstücken in sich aufnehmend. Es ergibt sich aus ihnen, welche Krankheiten dem Volke und dem niederen Heilpersonal geläufig wurden in einer Art von Auslese aus dem, was in der engbegrenzten Ärztewelt bekannt war und auch bei ihr in der vorwiegenden Berücksichtigung einem gewissen Wechsel unterstand. Es sind ferner in ihnen die Bezeichnungen des Volkes für die einzelnen Krankheitszustände häufiger und vollständiger zu finden als in den Schriften des ärztlichen Gelehrtentums, und wenn das auch zunächst sprachgeschichtlich von Interesse ist, verdient es doch auch die Beachtung des medizinischen Historikers und des ärztlichen Kulturhistorikers. Für übertragbare Krankheiten lassen sich aus Rezeptbüchern im allgemeinen Schlüsse über Häufigkeit und Verbreitung wohl gewinnen und durch eingestreute Notizen auch genauere Angaben über ihr epidemisches Auftreten an bestimmten Orten. Es mag wohl auch einmal der Fall vorkommen, daß in der Praxis sich Trennungen und Unterscheidungen in größeren Krankheitsgruppen vollzogen, die man als Sondergruppen mit bestimmten Eigentümlichkeiten in ihrem Verlaufe unterschied, deren Behandlungsweise, soweit sie als besonders nützlich oder erfolgreich sich herausgestellt hatte, man notierte und, da es an einer Tagesliteratur völlig fehlte, in den, praktischen Bedürfnissen entsprechenden, Rezeptbüchern zunächst niederlegte und festhielt.

Es erscheint von vornherein durchaus nicht ausgeschlossen, daß für Krankheiten, deren „Ursprungszeit" und „Ursprungsort" noch umstritten ist, natürlich auch für Krankheiten, deren charakteristische Besonderheit und abgeschlossene Einheitlichkeit von Ärzten und Laien nicht frühzeitig erkannt war, wie z. B. der Skorbut, gewichtige Schlüsse der speziellen Krankheitshistorie aus dem Vorkommen in bestimmt datierten oder datierbaren Niederschriften von Rezeptsammlungen sich gewinnen lassen, wenn auch nur mit der einschränkenden Feststellung des terminus ante quem — „zu dieser Zeit war diese Krankheit bestimmt schon bekannt", ohne freilich über das „Wie lange schon" auch nur einen Schimmer mit einiger Bestimmtheit erkennen zu lassen.

Ein solcher Fall scheint mir im Thottske, Manuskript 250 in 8° der Königlichen Bibliothek zu Kopenhagen vorzuliegen, das mir im August 1910 zum ersten Male in die Hand kam,[7]) und zwar für die Syphilis.

---

[7]) Die Direktion der Königlichen Bibliothek zu Kopenhagen hat mir seitdem schon zweimal in ihrer bekannten Weitherzigkeit Gelegenheit geboten, die interessante kleine Handschrift im Leipziger Institut mit Muße zu studieren, wofür ihr auch hier der ergebene Dank gesagt sei.

Die genannte Handschrift, ein Papierbändchen im kleinsten Quart — Höhe der Seite 114 mm, Breite 94 mm — faßt 62 Blätter gleichen Papieres, das stellenweise[8]) am oberen Rande als Wasserzeichen einen langschnauzigen Pferdekopf hinter dem zwei Stäbchen aufragen, fragmentarisch erkennen läßt. Beschrieben sind diese 62 Blätter durchweg von der gleichen Hand in schwarzer und roter Tinte in äußerst sauberer Schrift, deren Sorgfalt gegen Ende etwas nachläßt. Auf den ersten Blick wird man diesen Schreiber in den Anfang des 15. Jahrhunderts setzen. Eine andere Hand, die wenige Jahrzehnte später anzusetzen scheint, hat die Ränder der ersten zehn Blätter in stärkerem oder schwächerem Grade mit Aufzeichnungen bedeckt, die als Ergänzungen und Zusätze zum Inhalt des Textes zu gelten haben; sie hat auch mit der nämlichen blassen Tinte wie ihre in verschiedener Schreibrichtung laufenden Marginalien auf den Kopf des ersten Blattes, an den Oberrand der Vorderseite über den Anfang des Textes die Datierung

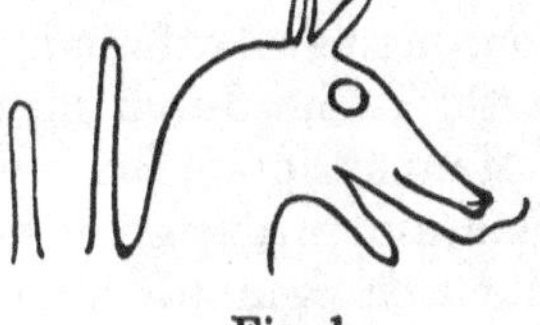

Fig. 1.

„Anno domini M.c.c.c.c.LXV.“

gesetzt: offenbar das Jahr, in welchem das Büchlein in den Besitz dieses zweiten Schreibers kam, der seine Nachträge in einer nachlässigen Kursive (aus der Mitte des 15. Jahrhunderts) zu Papier brachte.[9])

Die ältere Hand, welche das ganze Manuskript in schließlich leicht nachlassender Sorgfalt von Anfang bis zu Ende geschrieben hat, ist zweifellos eine italienische. Hat sie doch auch die Überschriften ihrer Rezepte und anderweiten Verordnungen fast durchgehends

[8]) An Blatt 23, 25, 33, 47.

[9]) Man vergleiche hierzu und zu dem Verhältnis der beiden Schreiber zueinander die beiden Lichtdrucknachbildungen A und B auf Tafel I.

in italienischer Sprache geschrieben. Der Text der Anweisungen ist allerdings zu Anfang fast ausschließlich in lateinischer Sprache gefaßt; doch gewinnt auch hier das Italienische ständig an Verwendung und ist schließlich fast alleinherrschend. Nur ganz ausnahmsweise finden sich gegen Ende des Büchleins noch versprengte lateinische Notizen. — Eine gewandte italienische Humanistenhand aus dem frühen Quattrocento war mein schließliches Urteil nach Beendigung der Untersuchung des formalen Befundes.

Der Marginator vom Jahre 1465, gleichfalls ein gebildeter Mann, hat alle seine Beifügungen lateinisch gehalten. Er war zweifellos ein Arzt, der sich brauchbare Rezepte, wie sie ihm grade vorkamen, auf den freien Rand des in seinen Besitz gelangten Rezeptbüchleins notierte.[10])

So stellte sich das Äußerliche der Handschrift im wesentlichen nach meinem Dafürhalten, als ich meine erste Durcharbeitung beendet hatte. Ehe ich aber weiterging in der Beurteilung ihrer Bedeutung und in dem Ziehen von Konsequenzen aus den neu gewonnenen Resultaten, hielt ich es für notwendig, mir die allerauthentischsten Bestätigungen oder Ablehnungen meiner Auffassung an den Stellen zu verschaffen, die in allererster Reihe durch ihre große tägliche Übung und Umgang mit solchen Manuskripten, Briefen und Akten aus dem späteren Mittelalter Italiens am intimsten vertraut sind. Ich hielt die Hände für mittelitalienisch, wandte mich daher zunächst nach Florenz und als sich herausgestellt hatte, daß doch der Dialekt des Italienischen mehr nach jenseits der Apenninen wies, suchte ich auch in Venedig und Bologna um freundliche Unterstützung und Beurteilung der Schriftzüge nach.[11]) Die Übereinstimmung der Urteile war eine vollständige, wie der Leser sehen wird.

Ich ließ also eine ganze Reihe von Seiten in der Größe des Originals photographieren und schickte die Abzüge zunächst an das Staatsarchiv zu Florenz, dessen Fachleute mir in ihrer Urteilsfähigkeit und Sachkunde aus persönlichem Verkehr noch in bester Erinnerung waren. Die Herren kamen einstimmig zu folgendem Urteil, das mir Herr Dr. degli Azzi freundlich übermittelte:

---

[10]) Über den Umfang dessen, was ihn besonders interessierte, orientiert das Verzeichnis, das wir weiter unten (S. 16) in der Anmerkung 15 geben.

[11]) Ich habe auch einer Reihe von deutschen Handschriftenkennern, von Historikern des Mittelalters die Schriftzüge angelegt und das Ergebnis war das gleiche. Auch dem gründlichsten Kenner von Bologneser Aktenmaterialien, dem Bearbeiter der Geschichte von Bologna Herrn Dr. Albert Hessel in Straßburg, Schüler von Harry Breslau, sandte ich Photographien, er erklärte sich aber weniger kompetent in der Beurteilung als die Handschriftenkundigen in Bologna selbst, bestätigte mir also aufs willkommenste die Richtigkeit meines Vorgehens von Anfang an.

> Il testo appartiene certo alla prima metà del sec. XV., forse anche al primo quarto (1400—1425). Le glosse marginali, in scrittura non più calligrafica e studiata, ma corsiva e negletta, possono essere posteriori anche di 20 ò 25 anni.

Zu deutsch etwa:

> Der Text gehört bestimmt der ersten Hälfte des 15. Jahrhunderts an, vielleicht noch dessen erstem Viertel (1400—1425). Die Randglossen in weniger kalligraphischer und sorgfältiger Hand, sondern flüchtig und nachlässig, können 20—25 Jahre jünger sein.

Man wies mich auf eine Handschrift der *Laurentiana* hin,[12] deren Schriftzüge völlig mit denen des Kopenhagener Rezeptbüchleins übereinstimmten, von der auf Tafel 48 im 4. Hefte des II. Teiles der Facsimili paleografici Vitelli-Paoli eine Probe gegeben sei — eine datierte Humanistenhand vom Jahre 1429. Ich gebe darum eine beliebige Probe dieser Hand in zinkographischer Reproduktion:

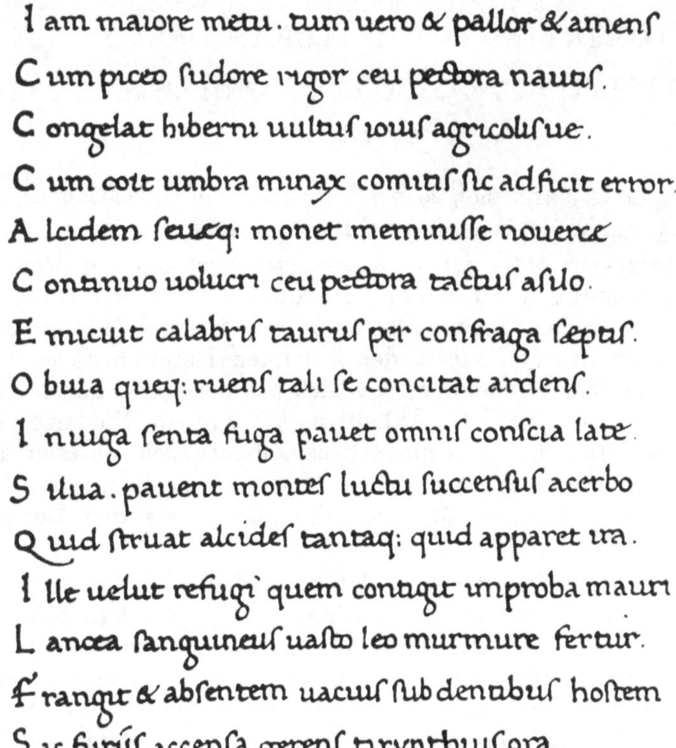
I am maiore metu. tum uero & pallor & amens
C um piceo sudore rigor ceu pectora nautis.
C ongelat hiberni uultus iouis agricolis ue.
C um coit umbra minax comitis sic adficit error.
A lcidem seueq; monet meminisse nouerce
C ontinuo uolucri ceu pectora tactus asilo.
E micuit calabris taurus per confraga septis.
O buia queq; ruens tali se concitat ardens.
I nuiga senta fuga pauet omnis conscia late.
S ilua. pauent montes luctu succensus acerbo
Q uid struat alcides tantaq; quid apparet ira.
I lle uelut refugi quem contigit improba mauri
L ancea sanguineus uasto leo murmure fertur.
F rangit & absentem uacuus sub dentibus hostem
S ic furiis accensa gerens tirynthius ora.

Fig 2.

[12]) *Laur.* 39, 35.

nach florentinischen Originalphotos aus diesem Kodex der Argonautica des Valerius Flaccus und füge auch den Schluß der Handschrift mit bei, welcher die Datierung vom 19. November 1429 bringt:

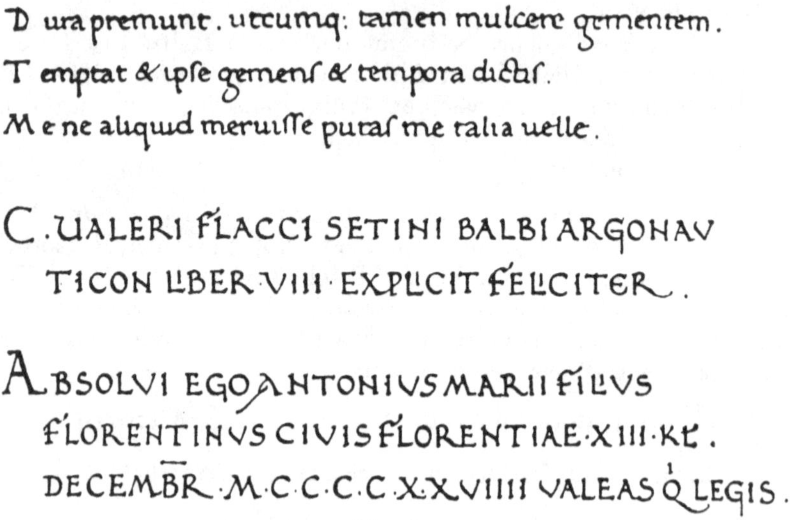
D ura premunt. utcumq: tamen mulcere gementem.
T emptat & ipse gemens & tempora dictis.
M e ne aliquid meruisse putas me talia uelle.

C. UALERI FLACCI SETINI BALBI ARGONAV
TICON LIBER·VIII·EXPLICIT FELICITER.

ABSOLVI EGO ANTONIVS MARII FILIVS
FLORENTINVS CIVIS FLORENTIAE·XIII·KL.
DECEMBR·M·C·C·C·C·X·X·VIIII VALEAS Q LEGIS.

Fig. 3.

Der Leser kann sich also selbst überzeugen, wieweit die Übereinstimmung im Duktus der Schriftzüge geht.

Unterdessen hatte ich den Leipziger Vertreter der Romanistik, Herrn Geheimrat Adolf Birch-Hirschfeld, der mir früher schon im provenzalischen Sprachgebiete sein hilfreiches Wissen geboten, ersucht, sich das Italienisch der gesamten Handschrift einmal anzusehen und mir mitzuteilen, was sich aus der sprachlichen Prüfung für örtliche und zeitliche Anhaltspunkte für die Niederschrift des Rezeptbüchleins etwa gewinnen ließen, namentlich, ob etwa aus der Sprache der Aufzeichnungen sich Momente ergeben, die vielleicht auf eine noch frühere Zeit der Entstehung als den Beginn des 15. Jahrhunderts hindeuteten.

Die Antwort lautet dahin, daß sprachlich nichts für ein höheres Alter der Handschrift als den Anfang des 15. Jahrhunderts spricht, namentlich auch in den Abschnitten, die für die Geschichte der Syphilis wichtig sind. Alles spricht, auch von dieser Seite betrachtet, für die erste Hälfte des 15. Jahrhunderts, speziell für die Jahre 1420 bis 1460. Bei der mundartlichen Färbung kommt der Norden von Italien in Betracht, Lombardisch, Venetianisch oder Emilianisch (also etwa nach Städten bezeichnet Mailand, Venedig, Bologna). Doch scheiden bei genauerer Untersuchung Lombardei und Venetien aus, und alles spricht schließlich für die Emilia, speziell für Bologna, und für die Zeit um 1430.

Um dieses mehr norditalienischen Charakters der Sprache willen sendete ich nun noch Schriftproben nach Venedig und Bologna.

Die Direktion des Staatsarchivs zu Venedig ließ mir erklären:

> Dai confronti fatti con altri manoscritti analoghi si è dedotto che con ogni verosimiglianza detto codice si può attribuire alla prima metà del sec. XV.[13]) Anche le filograne trasmesse[14]) fanno risalire con ogni probabilità a detta epoca.

Wir hätten also auch hier wieder die nämliche Zeitspanne als Niederschriftsdatum.

Der Vorstand der Handschriftenabteilung der Universitätsbibliothek zu Bologna Herr Lodovico Frati und einige seiner „amici dotti in paleografia" kommen zu dem gleichen Ergebnis „prima metà del quattrocento", wohin auch die Wasserzeichen des Papieres weisen.

Das ausführlichste paläographische Gutachten hat der Direktor der Biblioteca comunale dell' Archiginnasio zu Bologna Herr Prof. Dr. Albano Sorbelli nach eingehendster Prüfung und Vergleichung mit andern Bologneser Handschriften erstattet. Er spricht sich zunächst über die Heimat des Schreibers aus und erklärt die Schriftzüge für bolognesisch, sodann über das Alter der Schriftzüge und weist sie dem zweiten Viertel des 15. Jahrhunderts zu, und zwar, genauer gesprochen, dem Ende des zweiten Viertels, also etwa den Jahren 1440—1450. Sein sorgfältiges und wohlerwogenes Gutachten lautet:

> La nitida scrittura del codicetto ha infatti tutta l'aria di essere di mano bolognese, o se non proprio bolognese, di una città non troppo distante da Bologna: la regione nostra ci si vede chiaramente. Aggiungasi che parecchi codici del secolo XV, certo scritti in Bologna, sono similissimi per la scrittura a questo: e ho fatto, a questo proposito, un particolareggiato confronto.
>
> La scrittura rappresenta uno stato di transizione tra il semigotico e l'umanistico; ma poichè gli angoli sono molto arrondati e parecchie lettere maiuscole (le quali sono le ultime ad abbandonare le forme gotiche) qui sono quasi perfettamente d'un romanico lapidario, penso che siamo in piena fioritura di rinascimento italico, e che perciò la data della scrittura del testo debba aggirarsi intorno al 1450. Dovendo attribuire una data al codice, direi che è del secondo quarto del secolo XV, ma piuttosto verso la fine di questo secondo quarto.

---

[13]) Im Originalschreiben unterstrichen.

[14]) Es waren Pausen der Wasserzeichen beigelegt.

Unsere ganze Aufklärungs- und Kontrollaktion hat also *ein völlig eindeutiges Ergebnis zutage gefördert. Das fragliche Rezeptbuch* ist in der ersten Hälfte des 15. Jahrhunderts in Italien geschrieben. Es war mir von großer Wichtigkeit, dies festzustellen, wenn auch für die nächste Frage des Alters des Bekanntseins mit den in dem Büchlein genannten Krankheiten in Italien schon das Datum der Niederschriften des Marginators, das Jahr **1465** genügt hätte — 30 Jahre vor Entdeckung Amerikas. Aber nach der Prüfung der Schriftweise des Textes selbst läßt sich der Inhalt der Handschrift, wie wir gezeigt haben, also auch die in derselben aufgeführten Krankheiten sogar noch um zwei oder drei Jahrzehnte weiter zurückdatieren.

Nun zum Inhalt der Handschrift nach diesen langen Präliminarien! Sie enthält ein Rezeptbuch, über dessen Mannigfaltigkeit das folgende Register der Kapitelüberschriften Aufschluß gibt. Wenn mehrere Verordnungen für das nämliche Leiden aufeinander folgen und als Überschrift einfach „Item“ steht, so ist diese Bezeichnung weggelassen. Die in lateinischer Sprache abgefaßten Verordnungen sind am Ende der Zeile mit (*l*) bezeichnet. Alles übrige ist italienisch und mit (*i*) am Ende markiert.

Silortra secundum auicena (*i*).
Ad caluitium secundum Auicena (*l*).
Ad discazare le lentigini del uolto (*l*).
Aqua aurea quasi dicat qual e como loro fra le altre aque da conseruare la facia et fa perfecto colore senza altro rubore (*i*).
Per far colorire la facia ale zouene delicati (*l*).
A farsi bella la facia (*l*).
El modo de far biancha la facia (*l*).
Lauatorium albificans et uenustans (*l*).
Ad dischazare quelle magie chi romagneno susa la facia do poy le uarole (l, „vestigia variolarum“).
A mondificare la facia (*l*).
A remouere quelli cossi, chi nasseno in el uolto per lo sole e per lo uento (*l*).
Oleo perfectissimo mondificatiuo, cura ogni piaga e fistola e altri mali (*l*).
El modo de far bianchi li capilli et fargli crescere (*l*).
Per fari li capilli rosi (*i*.)
Elactuario optimo al mal Franzoso, el quale procede da ranella et male di preda (*i*).
Unguento rosso da ogni piaga puzolenta in gamba incarnata et uale contra li canchri confirmati in gamba et in ogni parte del corpo doue uenga la carne superflua cicatiua et uxalo cum discrectione (*i*).
A fare Sparadrapo perfectissimo (*i*).
Impiastro magistrale (*l*).

A fare rotorio senza passion alchuna (*l*).
Vnguento per saldare piage (l).
Vnguento perfectissimo chi salda mirabilmente tute le ferite (*i*).
Vnguento mirabile per una piaga antiqua (*i*).
Poluere corosiua et mirabile (*i*).
Poluere per stagnare el sangue de la uena (*i*).
Al fluxo del sangue de la dona (*i*).
Vnguento finissimo da ogni piagha (*l*).
Vnguento perfectissimo ad ogni piaga de gambe noue et uecchie (*i*).
Vnguento per destendere nerue (*i*).
Vnguento mirabile atuti li dolore (*i*).
A la tigna (*l*).
Vnguento da tigna (*i*).
Secreto mirabile a la lepra (*i*).
Poluere per fare concipere una dona (*i*).
Ceroto da Crepati (*i*).
Aqua da leuare le rosure del uolto (*i*).
Contra el fluxo del corpo del homo (*i*).
Electuario per li crepati (*i*).
Oleo de Spasmo (*i*).
Ceroto pro Crepati (*l*).
Pillole ad idem (*l*).
Ad loquellam obmissam (*l*).
Pill. per purgare la fleuma del stomacho (*i*).
Pill. mirabile contra tosse et chi mondificano el pulmone et el pecto (*i*).
Questi sono le uirtu del precioso vnguento gratia dei (*i*).
Vnguento de minio (*i*).
Loch bono chi uale ali ethici et consumati de carne et expurga la puza del pecto et alenta la tossa (*i*).
A cauare ossi rotti fora de ogni piaga (*i*).
Emplaustrum contra erniam aquosam (*l*).
Confectio ualens ad frigiditatem stomaci et ad humorem malencolicum (*l*).
Vnguento approuato bono a far crescere la carne bona (*l*).
Ad idem puluis (*l*).
Vnguento mirabile a sanar le piage (*l*).
Ad incarnare le piaghe (*l*).
Vnguento approuato ale piage doue sono le nerue (*l*).
Vnguento mirabile ale piage de le gambe zoe mali antiqui (*l*).
A le gambe infiate et frigide (*i*).
Vnguento per destendere li nerui attracti, tagliati et incuruati (*l*).
Vnguentum denudatiuum pillorum (*l*).
Vnguentum apostolorum (*l*).
Vnguento biancho sic fit (*l*)
Vnguento contra le fistule et cancro uiridi (*l*).
Experimento per fare concipere una dona (*i*).
Oleo balsamino (*i*).
Contra morbum caducum (*i*).
Al mal del fiancho laudabile remedio (*i*).

Per clarificari la uoce (*l*).
Ad clarificare la uoce et confirmare la sanita (*l*).
Electuario perfectissimo per chi fosse opilato e prouato (*i*).
Vnguento da spasmo (*l*).
A clarificare la uoce (*l.i*).
Vnguento mirabile a le podagre, dico mirabile perchi uale ala frigidita et ala caladita (*i*).
Vnguento perfectissimo per saldare et generare carne bona, quando la piaga sara mundificata (*l*).
La coniuracion de le gotte (*l*).
Electuario perfectissimo per netar li denti et recalzare le gengiue (*i*).
A tagliare un male senza dolore (*i*).
A occidere uno carboncello (*i*).
Per fare siropi da male franzoso (*i*).
Perfumi (*i*).
Per far vnguento (*i*).
A la doglia del capo (*i*).
Vnguento da scrofule (*i*).
A la febre quartana (*i*).
Al mal de la milza (*i*).[15])

In dieser langen Reihe von Verordnungen, in welchen im Gegensatze zu späteren solchen Sammlungen nur verschwindend geringe Quellenangaben oder Bezugnahmen auf Autoren und Gewährsmänner sich finden[16]) — zweimal ist Avicenna (Ibn Sina), dreimal Razes

[15]) Die Marginalien bringen folgende mit Überschriften versehenen Verordnungen: Ad calculum, Vigiliae si infestant, Hydromel, Lavopedium, Peripneumoniacus clyster, Glandes haemorrhoïdes et menstrua provocantes, In quartanam, Decoctio florum et fructuum, Decoctio communis, Decoctio apertiva, Ad coleram, Pro pectore, Ad molam, Apertiva, Electuarium bonum, Pulvis Passavant — und einige unwichtige Rezepte ohne Gebrauchsbestimmung. Das „Pulvis Passavant“, welches als einziges der Rezepte einen Patienten am Schlusse angibt, bei welchen der Marginator das Rezept in Anwendung brachte oder bringen wollte („NB. uxorem domini Danielis concionatoris“), ist ein in den mittelalterlichen Rezeptbüchern häufig anzutreffende Verordnung. Es findet sich beispielsweise auch unter den von Wickersheimer publizierten Verordnungen, welche der Magister Johannes Alamannus sich um 1400 in seinen „Consilia et experimenta doctorum Carnificis et Dansonis“ zu Paris notierte (Bulletin de la Société d'Histoire de la Médecine 1909. S. 262 f. No. 67 bis). Unser Schreiber hat diesem Pariser Rezept gegenüber nur noch etwas Diagridium und Mastix beigefügt. Der „Pulvis laxativus magistri Johannis Pascevant“ stammt von dem Pariser Arzte Jean Passavant, der zugleich mit Lanfranchi († ca. 1305) in Paris lebte, also aus dem Ende des 13. Jahrhunderts.

Der Concionator Daniel läßt sich vielleicht in dem Lektor der Logik Daniel von Salerno aus der ersten Hälfte des 15. Jahrhunderts (1434) an der Hochschule zu Bologna wiederfinden. Doch ist das völlig ungewiß; auch weist die Bezeichnung concionator wohl mehr in eine niederere Sphäre, auf einen Ausrufer behördlicher Verkündigungen oder etwas Ähnliches.

[16]) Auch der Marginator nennt nur den eben Anm. 15 besprochenen Dr. Jean Passavant (ca. 1300).

(ar Razi), einmal Galenos, einmal Albertus (Magnus) genannt — ist inhaltlich mancher Abschnitt interessant. Hingewiesen sei beispielsweise[17]) auf die Anweisungen zur Beseitigung von Pockennarben, auf die schmerzlos wirkenden Zugpflaster zum Aufziehen von Geschwülsten und zum Herausziehen von Knochensplittern, auf ein Geheimmittel gegen Lepra, auf Konzeptionsmittel, Bruchsalben und das bei Jean Pitard vorkommende und auch sonst viel genannte „Unguentum gratia Dei", auf Salben für Unterschenkelgeschwüre, Fisteln, Extremitätenkrämpfe und Kontrakturen, und für Gichtanfälle, auf abergläubische Mittel, um Unempfindlichkeit bei Operationen zu erreichen, doch wird alles dies und manches andere an historischer Bedeutung weit übertroffen durch die Tatsache, daß in diesem fast ausschließlich Verordnungen bei äußerlichen Leiden zum Gebrauche der Chirurgen enthaltenden Rezeptbuche aus der Mitte oder dem Anfang des 15. Jahrhunderts sich auch zweï interne Medikationen für eine Krankheit finden, die noch lange die Domäne der Wundärzte blieb[18]), für die Franzosenkrankheit, die damit zum erstenmal in der Geschichte der Menschheit mit Namen genannt erscheint.

Die beiden wichtigen Verordnungen lauten:

Elactuario optimo al mal Franzoso el quale procede da ranella et male di preda.

R. Reubarbaro fino, foglie de sena, galanga, cinamomo electo, garofoli, cubebe, noce muschate, noce de india, milium solis, ermodatuli, turbit, diagredio, semenza de petrosemelo, seme de apio, fiore de boragine, fiore de rosmarino, ana ʒ. semis, Zingibero benedicti, saxifragia, anesi crudi, seme de fenochio, seme de pastinache ana ʒ 1, tute le sopradicte cosse se uoleno v pistare et poi incorporare cum zuccaro apeso equale de la dicta poluere, et se uole pigliare adezuno uno cughiare de la dicta poluere ogni octo di una uolta, secondo parira al medico et de estate, se uole pigliare piu raro per la calidita depsa et chi foosse graue pigliare la dicta poluere, faza lactuario cum zuccaro et piglia ʒ j, per presa al modo sopradicto, ma la poluere e piu aprobata arenella et petra [Bl. $20^2 = 21^2$; vgl. die Nachbildung dieser beiden Seiten auf Tafel II A u. B.]

---

[17]) Auch das, ich weiß nicht warum, als italienische Lues-Bezeichnung von Bloch, Ursprung der Syphilis S. 300 aus Leo Africanus († 1526) angeführte „mal di fianco" findet sich, wie man sieht, in unserem Verzeichnis (Bl. 51r) und anderwärts in italienischen Rezeptbüchern. Es bedeutet natürlich Seitenstechen und wird mit warmen Fomentationen behandelt „più calde chi poy mettele sopra el fiancho, et subito passara el dolore, per molto tempo non gli vengera, e se pur tornasse, fa el medemo".

[18]) Wie die von den Ärzten vielfach zu behandeln abgelehnte Lepra.

da ranella = di aranella, arenula (vgl. die letzte Zeile) Harnsand, Harngries. — *preda*, im älterеren Italienisch ist prieta, preta statt petra (Stein) ziemlich häufig; preda ist die bolognische Form. — *noce di india*, Kokosnuß. — *milium solis*, Sonnenhirse (auch noch im Dispensarium Viennense) Lithospermum officinale L. — *turbit*, das alypon des Dioskurides, Globularia Alypum L. — *pistare*, zermahlen. — *incorporare*, einverleiben, eng mit einander vermischen. — *pigliare*, nehmen, ergreifen, erfassen = prendere. — *adezuno* = adesso, jetzt, nun. — *cughiare* (bolognisch) = cucchiaio, Eßlöffel. — *parira*, gut scheint. — *depsa* = de ipsa, desselben. — *foosse grave* beschwerlich wäre. — *lactuario* = electuario. — *presa* = Priese, soviel man auf einmal mit den Fingerspitzen fassen kann.

Die zweite Eintragung über das Franzosenübel findet sich gegen Ende des Büchleins auf einer der wenigen Seiten (5), welche der Schreiber des ganzen Handschrifttextes etwas später in anderer Stimmung beigefügt hat, etwas weniger sorgfältig geschrieben als die übrigen 57 Blätter der Handschrift, aber bestimmt nur wenige Jahre später als der Hauptttheil der Verordnungen. Sie gehört also zu einem Nachtrag und hat vermutlich hauptsächlich Anlaß dazu gegeben, einen solchen Nachtrag zu machen, wegen des Interesses, das ein weiteres Rezept für dies „neue“ Leiden erweckte.

Die zweite Verordnung lautet:

Per fare siropi da male franzoso.

R. cardo benedeto M. 2, Foglia de sena M. 2, Fumus terrae M. 2, orzo M. 1, Agrimonia M. 2, Artemisia M. 2, poi toli dece octo bicheri de aqua e meti in uno lauezo ben neto et meteli dentro le dicti et fali bulire tanto chi remanga la mitta, da poi colali et intrica beni le dicte herbe e poi torna la dicta aqua colata in lo lauezo e buta uia le herbe. da poi toli una libra e meza de mele e butalo in lo lauezo et toli meza onza de garofali e meza onza de canella pista e dragme doe de Reubarbare pisto o nero, una dragma de turbit pisto e dragme doe de agarico e dragme una de mirabolan, tute queste cosse subtilmente siano puluerizate, e poi metele in la dicta aqua e fala bulire per uno pezo, poi leuela dal focho e metela in uno bochale e dagene ogni matina abonora vno bichero alo amalato per noue matine, poi daneli una presa de pillule de dragme una de ermodatelo et grane doe de diagredio. [Bl. 59^{2}—60^{2}; vgl. Tafel III A u. B die Lichtdrucknachbildung.]

orzo, hordeum, Gerste. — *toli* = togli, nimm. — *bichere* (bolognisch) = bichiere, Becher. — *lauezo*, lavezo = laveggio, Kochtopf. — *neto*, netto, rein. — *mitta* = metà, Hälfte. — *colare*, durchseihen. — *intricare*, verwickeln, verflechten, ineinander wickeln. — *butare uia* (buttare via) wegwerfen. — *uno pezo* (pezzo) ein Stück, eine geraume Zeit. — *bochale* = boccale, Trinkgefäß, Pokal. —

Sehen wir uns zunächst den Inhalt der beiden Verordnungen für „mal franzoso" genauer an und fragen wir uns dabei, ob sich Ähnliches unter den Verordnungen der ersten Autoren über die Franzosenkrankheit findet! Wir können mit einem glatten „Ja" antworten; solche gangbare Rezepte stehen mit demjenigen völlig in Einklang, was noch zu Ende des 15. Jahrhunderts und zu Beginn des folgenden gegen die Lues in Anwendung kam. Kräuterlatwergen und -Sirupe leicht abführenden Charakters begegnen uns immer und immer wieder, desgleichen die Pillen von Hermodactyli (Colchicum variegatum L.) und Diagridium bzw. Diacrydium, einem drastischen Skammonium-Präparate (mit verschiedenen Zusätzen zur Milderung, vor allem Quitten).[19]) Man sehe sich nur einmal den ersten Traktat und die Consilia particularia des spanischen Arztes, der in Rom als päpstlicher Leibarzt wirkte, Gaspare Torella, an, in dessen 1497 zu Rom erschienenen Büchlein „De Pudendagra seu morbo gallico", oder das 6. Kapitel der Schrift „De Dispositionibus, quas Vulgares Mal Franzoso apellant" des Natale Montesauro vom Jahre 1497/98, desgleichen Kapitel 4 in des Spaniers Juan Almenar „Libellus ad evitandum et expellendum Morbum Gallicum, ut nunquam revertatur" von 1502 oder im „Tractatus de morbo gallico" des Giacomo Cataneo da Lago Marino von 1505 oder im „Libellus de morbo Gallico" des Joannes Benedictus von 1508. Auch bei den ersten deutschen, in Italien gebildeten, Autoren über die Syphilis findet man ganz ähnliche Verordnungen. Man betrachte sich nur die Potiones eines Konrad Schellig (1496 oder 97), eines Johann Widmann (1497), eines Bartholomäus Steber (1498), eines Grünpeck (1503), selbst noch eines Wendelin Hock von Brackenau (1514) und Lorenz Fries von Kolmar (vor 1519). Von Quecksilber ist in der Franzosenkur unserer Handschrift nicht die Rede,[20]) doch muß man bedenken, daß sie aus der ersten Hälfte des 15. Jahrhunderts stammt und von äußerer Therapie ja überhaupt hier nicht gehandelt wird, sondern nur einige interne Mittel für diese „Dispositio", wie Montesauro die Lues nennt, notiert sind.

Von therapeutischer Seite bestehen also keinerlei Schwierigkeiten, die hier in diesem italienischen Rezeptbuche als „Mal Fran-

[19]) Vgl. Diepgen, Walther Agilon, Leipzig 1911 S. 63. — „Diagridium id est scamonea praeparata" sagt Matth. Sylvaticus, Pandectae Cap. 211. Die Arten ihrer Zubereitung (z. B. „decoquere scamoneam in citonio") sind ausführlich ebenda Kap. 615 auseinandergesetzt.

[20]) Das „Turbit" beider Rezepte darf mit dem späteren „Turpetum minerale" (schon bei Paracelsus) natürlich nicht verwechselt werden. Es ist, wie ich nochmals betone, ein Pflanzenmittel, das „Alypon" des Dioskurides von Globularia Alypum L. — Zur Quecksilberfrage selbst vergl. Paul Richters sorgfältige Arbeit über die Schmierkur in der „Medizinischen Klinik" 1908 No. 9 und 10.

zoso" oder „male franzoso" bezeichnete Krankheit mit dem ein halbes Jahrhundert später so viel und in ganz Europa besprochenen „Franzosenübel", der Syphilis, zu identifizieren.

Bestehen denn aber sonstige Hindernisse für eine solche Identifizierung? Sehen wir einmal näher zu! —

Was hätte diese nicht wegzuleugnende Tatsache, daß kurz vor der Mitte des 15. Jahrhunderts in Italien ein „Mal Franzoso" mindestens regionär am Fuße der Apenninen, ein geläufiger Krankheitsbegriff war, ein Leiden, gegen das man mit inneren Mitteln, mit abführenden Elektuarien und Sirupen und Pillen zu Felde zog, für eine epidemiologische Bedeutung? Es ist damit natürlich noch nicht gesagt, daß das, was man mit diesem Namen benannte, nun durchweg Syphilis, die durch Spirochäte pallida veranlaßte chronische Infektionskrankheit, gewesen wäre. Durchaus nicht.

Bekanntlich ist die Syphilis eine differentialdiagnostisch nicht immer leicht mit Bestimmtheit zu fixierende Krankheit, wie uns überdies die modernen Syphilishistoriker mit großer Einmütigkeit und Eindringlichkeit immer wieder von neuem vorhalten und einschärfen.[21]) Aber wenn wir selbst jeden etwa in einer Schilderung anzutreffenden oder brieflich erwähnten Einzelfall vor 1495 als „verdächtig", „zweifelhaft" oder „bestimmt nicht zu berücksichtigen" ablehnen, alle schon bekanntgegebenen und etwa noch bekannt werdenden, so muß doch festgehalten werden, daß das, was „plötzlich" zu Anfang 1495 in Italien, scheinbar in einer gewissen Massenhaftigkeit in und um Neapel auftrat oder wenigstens auffällig damals sich bemerkbar machte und mit dem gleichen Namen bezeichnet wurde, mit allergrößter Wahrscheinlichkeit auch ein und dieselbe Krankheit gewesen ist, wenigstens in seiner großen Mehrzahl, und es liegt denn doch der Schluß äußerst nahe, — auch dieselbe Krankheit wie das, was man schon seit einer Reihe von Jahrzehnten als „Mal Franzoso", Franzosenkrankheit, in Italien gekannt und benannt hat. Aus dieser Volkskenntnis heraus schreibt ja auch im Jahre 1497 oder 1498 der mehrfach schon genannte Norditaliener Natale Montesauro, Arzt in Verona, unter wörtlicher Aufnahme dieser Vulgärbezeichnung unserer Handschrift von den „Dispositiones, quas Vulgares mal franzoso

---

[21]) In der Debatte wurde mir kürzlich der Einwand entgegengehalten, daß auch der Spirochätennachweis zur Diagnose nicht mehr genüge, nur noch das positive Resultat der Wassermannschen Reaktion. Ich schwieg, weil ich nicht sagen wollte, was mir auf der Zunge lag, da sollten wir doch lieber die Krankheitshistorik völlig einstellen! — Daß die Bedeutung des „positiven Wassermann" damit kaum richtig bewertet wird, sei nur ganz nebenbei betont.

appellant".[22]) Im Grunde ist es ja überhaupt nur der gleichbleibende Name „Mal Franzoso", „mala franzos", „Franzosenkrankheit", „Morbus gallicus" usw., der uns die Syphiliserkennung in den ersten Jahrzehnten nach dem Zuge Karls VIII. ermöglicht, die Kontinuität der Benennung und der Schilderungen bis zum heutigen Tage herab. Man braucht noch lange nicht so rigoros in der differentiellen Diagnostik und der Prüfung der Berichte zu sein wie Bloch und seine historischen Gesinnungsgenossen und wird doch zugeben müssen, daß die Krankheitsschilderungen der ersten Syphilidographen eine sichere Erkennung der Krankheit nach den geschilderten Symptomen auch nicht zulassen, wenn man den Namen beiseite ließe oder ihn tilgen würde.

Welch große Bedeutung Bloch selbst der Benennung mala franzos, bzw. dessen Latinisierung morbus Gallicus beilegt, beweist, daß er der Namenfrage gegen 50 Seiten widmet und mehrfach ausdrücklich betont (S. 33, 48 u. 57), daß diese Bezeichnung vor Ende 1494 bzw. vor 1495 „keinen Sinn hätte" oder „einfach unmöglich" sei, „denn die ‚Mala Franzos' (morbus gallicus) verdankt ihren Namen nur der Syphilisepidemie, die beim Feldzuge Karls VIII. ausbrach. Das berichten tausend Zeitgenossen gegen einen". Abgesehen von dem Superlativ der letzten Wendung (deren es noch „tausend" in seinem ersten Bande über den „Ursprung der Syphilis" gibt, auf die wir ihn heute nicht mehr festnageln wollen), ist das auch heute noch die nicht schlecht begründete Ansicht aller Autoren und auch Iwan Blochs, und es wird wohl auch dabei bleiben, daß die allgemeine Verbreitung dieser Bezeichnung über Europa erst von dem Kriegszuge Karls VIII. her datiert.

---

[22]) Ja, er unterstreicht dies als Volksnomenklatur in seinem ärztlichen Dünkel noch besonders mit den Worten: „turpe existimabam fore homini jam nomen medici consequuto, aegritudinum, quae sese exterioribus offerunt sensibus, quidditates investigare". Der äußere Leiden beachtende und behandelnde Chirurg wird damit zum gemeinen Volk der „Laien" geworfen, ein etwas absonderlicher, aber echt im Sinne der Zeit gehaltener Vorgang, der es völlig erklärt, wieso Jahrzehntelang auch in Oberitalien die Ärzte an „mal franzoso" vorbeigingen, bis ihnen ein besonders heftiges Aufflackern des Leidens an einer besonders im Brennpunkt des allgemeinen Interesses stehenden Stelle die literarische und praktische Beschäftigung mit demselben geradezu aufzwang (vgl. auch S. 23 Anm.). — Übrigens ist Montesauro durchaus nicht der einzige oder auch nur ein besonders hervorragender Zeuge. Ich wähle ihn nur wegen seiner regionalen Nachbarschaft zu Bologna und der vollen Gleichheit der Benennung. Hinweisungen darauf, daß „mala franzosa" eine von den Ärzten akzeptierte Volksbezeichnung sei, finden sich überall, so in dem bekannten Briefe des Nürnbergers Sebaldus Clamosus vom 4. Sept. 1496 an Konrad Celtes: „morbi calamitas, quae iam pridem per Gallos ad Italiam, etiam tandem ad nostram Germaniam ... serpsit[!]. Eius nomen apud medicos satis ignotum, sed tamen inveniunt sibi illud, quod volgus sonat mala francosa".

In Deutschland speziell freilich war man durch ein völlig zufälliges, aber überaus wirksames Moment auf die Franzosenkrankheit weithin aufmerksam gemacht worden, das mit der Verbreitung der Krankheit erst durch das auseinanderlaufende Landsknechtsheer König Karls VIII. allerdings überhaupt nicht in Einklang zu bringen ist. Karl trat am 12. Mai 1495 mit einem Teil seines Heeres seinen Heimmarsch an, aber die Hauptmacht blieb unter dem Herzog von Montpensier im Neapolitanischen,[23]) und die Rückzugsgefechte seines Heeres dauerten bis in den Hochsommer 1496. Dagegen exemplifiziert schon am 7. August 1495 der deutsche Kaiser Maximilian I. auf dem denkwürdigen Reichstag zu Worms unter andern vom Höchsten gesendeten Krankheitsgeißeln für Gotteslästerung auf die Syphilis als solche göttliche Strafe — und das für eine seit wenigen Wochen durch ein paar etwa schon heimgekehrte Söldner Karls von Frankreich sich zu disseminieren beginnende Krankheit?? Das scheint mir ein gewiß höchst sonderbares, ja völlig unvereinbares Nebeneinander! Zur selben Zeit war der Herzog von Orleans nach dem schnellen Siege bei Fornuovo nach dem Niederstiege vom Apennin in das Tarotal (6. Juli) mit dem größten Teil der französischen Rückzugsarmee in Novara eingeschlossen,[24]) das sich am 26. September 1495 erst dem Lodovico Moro ergab. Karl selbst war mit dem Reste des Heeres bis zum 22. Oktober in Turin. Und wenn an beiden Stellen auch ab und zu ein Schweizer davonlief, dem Bloch so große Bedeutung für die Luespropagierung zumißt, so paßt das zur Emanation Maximilians I. vom 7. August 1495 wie die Faust aufs Auge. Schon dieser einen Tatsache gegenüber muß jeder Glaube an die erstmalige Verbreitung der Syphilis durch „die Soldaten des französischen Heeres, die sich schließlich nach allen Seiten zerstreuten“ (Bloch S. 153), völlig schwinden. Aber das kaiserliche „Edictum in Blasphemos“ vom 7. August 1495, das sicher bereits seit Monaten in der kaiserlichen Kanzlei vorbereitet und auch im Wortlaut festgestellt war,[25]) hat bestimmt schon um seines Publikationsortes und seiner Publikationsgelegenheit willen die allerweiteste Verbreitung in Deutschland und den kulturell mit

---

[23]) Und wurde nach der Kapitulation bei Atella im Sommer 1496 zur See heimbefördert, soweit sie der „Morbus Neapolitanus“ am Leben gelassen hatte, Ein Besatzungsrest unter dem tapfern Connétable d'Aubigny blieb noch länger in Unteritalien.

[24]) Im Belagerungsheer, zu dem Mitte Juli 1495 auch Truppen Maximilians stießen, machte gleichzeitig beim venetianischen Kontingente ein süditalienischer Arzt Beobachtungen über Syphilis an einigen Rittern und Landsknechten („plures armigeri et pedestres“), Marcellus aus Cumae.

[25]) Am 24. Nov. 1494 war der Reichstag ausgeschrieben und am 26. März 1495 eröffnet worden, sieben Wochen später als ursprünglich bestimmt. Maximilian war nachweisbar schon am 20. März 1495 in Worms.

ihm verbundenen östlichen Nachbarländern mit relativ größter Schnelligkeit gefunden. Waren doch ganz Deutschlands Augen zu dieser Zeit nach Worms gerichtet, wo der Reichstag ihm die lange vorbereitete Reform der Reichsverfassung schenken sollte, Bestimmungen von einschneidendster Bedeutung und weittragendster Wichtigkeit: ewigen Landfrieden, Reichskammergericht, direkte Reichssteuern, Rezeption des römischen Rechtes, kaiserliche Reichsabschiede! Gewiß, wer ihn bisher nicht schon gekannt haben sollte — und damit bekannt muß die große Mehrzahl der Volksgenossen damals bereits gewesen sein, sonst hätte Kaiser Max nicht auf die nötige Resonanz seiner eindringlichen Warnungsworte rechnen können — wer ihn bisher nicht schon kannte, der erfuhr jetzt laut und vernehmlich in feierlichem Zusammenhang von „Morbus gallicus", vom „malum Francicum", wie der kaiserliche Geheimsekretär oder sonst jemand in der Kaiserlichen Kanzlei das italienische „mal Franzoso" latinisiert hatte, das Maximilian seinem Volke als Sündenstrafe neben Hungersnot, Erdbeben, Pestilenz und anderen Seuchen (plagae) kenntlich gemacht hatte:

> ... quod antehac propter talia delicta, fames & terrae motus & pestilentiae, aliaeque plagae in orbe terrarum factae sunt, praesertim novus ille et gravissimus hominum morbus, nostris diebus exortus, quem vulgo *Malum Francicum* vocant, post hominum memoriam inauditus[!], saeve grassetur ... Datum Wormatiae septima die mensis Augusti, Anno a Nativitate Christi millesimo, quadringentesimo nonagesimo quinto.[26])

[26]) Ich entnehme den Text M. H. Goldasts von Haiminsfeld „Romani Imperii Recessus, Constitutiones, Ordinationes ... Tomus Secundus Hanoviae 1609" Fol°. S. 110/111 (vgl. den vollst. Abdruck bei C. H. Fuchs, Die ältesten Schriftsteller... 1843. S. 305/6). Auch der deutsche Text, der gleichzeitig publiziert wurde, ist sehr interessant; ich entnehme ihn der 2. Auflage der Reichsabschiede, die kurz nach der ersten (1502) ohne Jahresangabe erschien (der Titel lautet „DJses buchs inhalt ist die gulden Bulle ... des Reichs Landtfriden ... auff gemainen gehalten reichßtagen, zu Wormbs,..."), wo es auf dem „XXVI blat" verso in der „Kuniglich satzung vber die Gotteslesterer" heißt: „... Auch vormals auß solchem, hunger, erdpidem, pestilentz, vnd ander plagen, auff erden kommen vnd geuallen sein vnd yetzo bei unsern zeiten als offenbar ist, dergleich, vil manigerlay plagen und straffen geuolgt haben, vnd sunderlich in dissen tagen, schwer kranckheyten vnd plagen der menschen genant die bösen blatern, die vormals bei menschen gedechtnus nie gewesen noch gehört sein, auß dem wir die straff gottes billich gedencken ... zu worms am sybenden tag des monats Augusti Nach Cristi geburt vierzehenhundert vnd im funffundneuntzigsten." Wir haben hier die deutsche Bezeichnung „die bösen Blattern" für die Syphilis zum ersten Male, die dann gang und gäbe wurde und auch in den zahlreichen Drucken von „Des heyligen Römischen Reichs Ordenungen" immer wiederkehrt, z. B. Worms 1536, 1539 usw., aber schon in dem Druck aus der „Statt Meyntz" 1576 Bl. XXIX r „genannt die böse Blasen" heißt, was dann immer sich wiederholt und auch in der Senckenbergschen Sammlung so lautet. — Durch diese

Mag's aber für das übrige Europa trotz dieses Kaiser-Ediktes bei der Expedition Karls VIII. nach Italien als wesentlichem Faktor für die Verbreitung der Syphiliskenntnis einstweilen bleiben. Nur in einem kleinen Punkte ist dann jedoch die bisherige Anschauung nach dem jüngsten Dokumente jedenfalls zu modifizieren. Nicht die Italiener haben die Lues im Heere Karls VIII. zum erstenmal gesehen und sie, weil sie das — völklich doch so sehr bunt-

Kaiserliche Verordnung vom 7. August 1495 wird aber noch manches Weitere verständlich, einmal das schnelle Eingreifen der Städte (z. B. Nürnbergs) gegen diese so autoritativ in Beachtung gerückte Seuche, der alle Reichsbehörden jetzt unwillkürlich oder absichtlich besondere Aufmerksamkeit schenkten. (Vgl. die Frankfurter Steuerbücher von 1496 ff. und meine Notiz darüber unten S. 36 f.) Ferner hat das Kaiseredikt „in blasphemos" zweifellos auch die schnelle literarische Beschäftigung der deutschen Ärzte mit der Syphilis mit veranlaßt. Im Herbst und Winter 1495 auf 96 drehte sich das Gespräch im ganzen heil. römischen Reich deutscher Nation und über seine Grenzen hinaus ständig auch um diese neue Krankheit neben „Landfrieden", „Reichskammergericht" und „gemeinem Pfenning". Publikum und Verleger nahmen die Ärzte fleißig ins Gebet! Die Federn flogen! — Am ersten war nach dem Dichterjuristen Sebastian Brant, der sein „Eulogium", und dem friesischen Dichterarzt Ulsenius, der sein „Vaticinium" schon im Sommer 1496 ausfliegen ließ, der weitgereiste Joseph Grünpeck von Burckhausen auf dem Plan, am 18. Oktober, bzw. 11. November 1496 (er hat das Malum Francicum auffälliglich mit „der Böse Franzos" übersetzt), vielleicht auch schon im selben Jahre Konrad Schellig in Heidelberg (in der Widmung zu dessen Schrift Jakob Wimpfeling direkt auf das Kaiseredikt anspielt: „propter horrendam et olim inauditam [!!] blasphemiam"), dann erst folgten die Italiener und die Spanier in Italien neben vielen weiteren Deutschen. —

Auch die deutschen Stadtchronisten schenkten der neuen Krankheit nun ihr Interesse, und jeder erwähnt im Jahre 1495 oder 1496 ihr Vorkommen in den Ringmauern auch seines Weltmittelpunktes. Und bis ins weltfernste Städtlein revidierte der Herr Stadtphysikus seinen Krankenbestand auf Franzosenkranke oder wartete wenigstens neugierig, ob sich bei ihm Derartiges zeigen würde, und schrieb vorsorglich an den befreundeten Kollegen in der nahen oder fernen Großstadt, er möge die Kennzeichen des schlimmen Leidens ihm genau eröffnen und sichere Mittel aus seinem erprobten Heilschatze ihm spenden, damit er gerüstet sei, wenn der schlimme Feind der bösen Blattern auch seine Schäflein heimsuchen sollte. Wie man z. B. in Amberg 1496 von diesem „malum Franciae" in Laienkreisen sprach und wie der dortige Apotheker-Arzt Peter flehentlich seinen gelehrten Nürnberger Freund Hartmann Schedel mit Bitten bestürmte („Rogo et obsecro dominationem vestram pro innata sua bonitate"), haben wir kürzlich erst ergötzlich lesen können (R. Stauber, Die Schedelsche Bibliothek, 1908 S. 248 f.).

Zweifellos ist das Kaiserwort vom Wormser Reichstag her für die ganze literarische Frühgeschichte der Syphilis von einschneidendster Bedeutung, wichtiger vielleicht als der Raubritterzug des königlichen Phantasten. Hier ist schon der gesamte Sprachschatz für die folgenden Syphilisschilderungen beisammen, vermutlich von einem geistlichen Ratgeber Maximilians in eindrucksvoller Weise zusammengeschmiedet. Hier liegt auch die Erklärung für die so lange dauernde vorwiegende literarische Beschäftigung mit der Lustseuche in Deutschland und Italien, wie für ihr völliges Zurücktreten beispielsweise in Frankreich und England und selbst in Spanien.

scheckige![27]) — französische Heer mitbrachte, „mal Franzoso" genannt, sondern sie erkannten die Krankheit, gleichgültig ob sie das Söldnerheer erst von den italischen Schönen erhielt oder ob es auch bei ihm schon Vorhandenes in fleißigem Commercium sexuale regelrecht weiterverbreitete, als identisch mit dem, was man seit einigen Jahrzehnten sich gewöhnt hatte als „male franzoso" zu bezeichnen, und dieser italienische Volksname wurde von nun an für diese unangenehme Beigabe zu den Freuden der Liebe allgemein gebräuchlich, bzw. durch das Heer in alle Welt verbreitet. Wie hervorragend, ja einzigartig günstig für die reelle und für die nominelle Propagation der Lues die Verhältnisse im Heere vor und in Neapel 1495 gewesen sind, das hat Iwan Blochs künstlerisch-effektvolle Feder in unübertrefflicher Weise zur Darstellung gebracht.

Verständlich ist dies in letzter Zeit so oft unterstrichene historische Faktum der allgemeinen Namensverbreitung seit 1495 für die Lustseuche auch so, aber freilich die Benennung selbst bedarf damit erneut um so dringender der Erklärung, da die alte hinfällig geworden ist. Und sie ist damit noch nicht gegeben, daß man etwa die Bezeichnung eines übeln Leidens von dem seit dem 13. Jahrhundert in Italien in immer wachsendem Maße verhaßt werdenden Franzosenvolke herleitet.[28]) Hier erhebt sich zweifellos ein noch ungelöstes Problem, aber dies Fragezeichen tritt in seiner Größe und Wichtigkeit völlig zurück vor dem andern, weit überragenden Moment der endlichen einwandfreien Aufhellung der wirklichen Geschichte der Syphilis für die all das im letzten Jahrzehnt zusammengetragene kritische Material nun volle Verwertung finden kann und muß.[29]) Die neuen Aufgaben sind groß und schwierig, aber ihre Lösung muß gelingen! Hier kann unser fähiger Neuwuchs historisch gerichteter Dermatologen und die historische Epidemiologie zeigen, was sie vermögen! —

---

[27]) Vermutlich wird diese „Buntscheckigkeit" in Zukunft wieder abnehmen.

[28]) Allerdings sollen ja die Volkserinnerungen Italiens seit den ersten Versuchen französischen Eindringens gerade in Beziehung auf geschlechtliche Ausschweifungen recht übele gewesen sein, wie die Historiker berichten. Aber der medizinische Kulturhistoriker, der diesen wunden Punkt bei Natur- und Kulturvölkern kennt, glaubt dem zunächst nicht recht. Unwillkürlich kommt ihm jedoch das „Mal di Francia" im 7. Gesang Vers 107 des „Purgatorio" Dantes † 1321) in die Erinnerung („Frankreichs Aussatz" übersetzt K. Streckfuß), in dem der italienische Widerwille gegen König Philipp den Schönen von Frankreich (1285—1314) so lebhaften Ausdruck gefunden hat (vgl. „Mitteilungen zur Geschichte der Medizin" I. S. 135, 266 und 388f.).

[29]) In erster Linie natürlich auch das durch Iwan Bloch selbst in seinen beiden Bänden und durch Freiherrn von Notthaft unter Mitwirkung des namhaften Münchener Archäologen E. Drerup zusammengetragene.

Betrachten wir jetzt die veränderte Sachlage! Die vorübergehend mit großer Wärme fast ausschließlich wieder gepredigte und geglaubte Legende vom „amerikanischen Ursprung" der Syphilis, die man in der allerletzten Zeit allerdings schon recht vielseitig aufs allerernsteste wieder in Zweifel zu ziehen begonnen hatte, ist wieder völlig zum Kindermärchen geworden. Aber wie verhalten sich denn nun die Dinge? — Die Epidemiologie ist um einen schönen historischen Paradefall ärmer für die als so große neue Wahrheit begrüßte Hypothese, daß auch chronische Infektionskrankheiten, wenn sie eine bisher völlig von ihnen unberührt gewesene Volksmasse ergreifen (der „jungfräuliche Boden"!), zunächst weit mörderischer auftreten als später, wenn das Menschenmaterial durchseucht ist. Gerade diese Übereinstimmung mit einer modern-epidemiologischen Lieblingsmeinung oder „Wahrheit" hatte ja der schon immer wieder einmal geglaubten und immer wieder verworfenen, mit zahllosen Gegenbeweisen gestürzten und zu andern Zeiten wieder neu gestützten Lehre von der amerikanischen Heimat der Lues in den letzten beiden Jahrzehnten eine so freundliche Neuaufnahme gebracht und zu schnellem, leichtem Siege ihr verholfen: was daneben von „neuem historischen Tatsachenmaterial" vorgebracht wurde, zerrann dem ernsthaften Nachprüfer immer wieder unter den Händen.

Berückt von dieser neuen Erkenntnis hatten dann gute, z. T. vorzügliche Köpfe und Federn sich an die Arbeit gemacht, durch umfangreiche, teilweise weitabführende historische Untersuchungen die alte, nun wieder jugendlich anmutende Hypothese zu bewahrheiten.

Und was war das schließliche Ergebnis? Alles ist erneut ins Schwanken geraten zuguterletzt. Der fähigste und gründlichste Bearbeiter der Gesamtfrage dreht den Spieß nun völlig um. 1. Die historische Untersuchung aller ärztlichen und Laienberichte vor 1495 k a n n kein greifbares Resultat geben. Die Syphilis ist ein derartiger Proteus und der pseudosyphilitischen Krankheitsbilder sind so viele, daß man niemals auf einer Schilderung aus Antike und Mittelalter die Diagnose zweifellose Lues wird aufbauen können.[30]) 2. Die pathologisch-anatomische Untersuchung der Knochenreste aus der fernen oder näheren Vergangenheit der alten Welt hat

[30]) Diese These ist von allergrößter Bedeutung, denn was von der Syphilis in Antike und Mittelalter gilt, besteht auch für die Neuzeit zunächst in fast unveränderter Schärfe, es besteht aber auch für alle andern akuten und chronischen Krankheiten mit Exanthemen, und nicht nur für diese, ja für andere in noch höherem Maße; soll also nicht jede historische Erforschung der Krankheiten zu voller Unfruchtbarkeit verdammt werden, so muß hier wieder mehr Nüchternheit an die Stelle des Radikalismus treten.

keinen sicheren Nachweis zu erbringen vermocht, daß irgendeiner der prätendierten syphilisverdächtigen Knochen nun wirklich als syphilitisch anzusehen wäre — das Nämliche gilt aber auch, in nur mäßig modifizierter Weise von der neuen Welt; auch hier ist entweder die syphilitische Natur nicht zweifelsohne oder die bestimmte Verweisung der Knochen auf die Zeit vor Kolumbus hat ihre Haken. Ja es erhebt sich auch hier schon der blasse Zweifel, ob wir überhaupt in der Lage sind, nur aus den Knochen vergangener Zeiten völlig sicher die Lues erkennen zu können. — Also ist 3. die Herkunft der Syphilis aus Amerika einzig und allein durch die Übereinstimmung der altbekannten Tatsachen von einer ungeheuren, rapid sich verbreitenden und mit allergrößter Bösartigkeit und gewaltigen Schmerzen auftretenden epidemischen Krankheit direkt nach der Rückkunft der zwei Handvoll Matrosen des Kolumbus, durch die angebliche Übereinstimmung dieser altbekannten Tatsachen mit dem neuentdeckten epidemiologischen Gesetze bewiesen, oder wie Bloch wörtlich heute betont:[31])

> „daß die wahren unumstößlichen Beweise für den neuzeitlichen Ursprung der Syphilis auf nosologisch-epidemiologischem Gebiete liegen". — —

Ich akzeptiere gern das indirekte Zugeständnis, das in diesen Worten liegt, daß nämlich die direkten historischen Beweise für die Einschleppung aus der neuen Welt wenig beweiskräftig sind, muß aber weiter gestehen, daß ich dieser „epidemiologischen Tatsache" selbst schon lange recht skeptisch gegenüberstehe, daß ich, der ich doch schon so manches aus dem 15. und 16. Jahrhundert gelesen, je mehr ich immer wieder gerade aus dieser Zeitepoche vor Augen bekomme, und es ist ganz gewiß nicht wenig und ist historisches Material der allerverschiedensten Art und Provenienz, daß ich immer weniger an diese furchtbare Syphilisepidemie glaube, von der die Lues-Amerikanisten in den höchsten Tönen berichten. Überdies scheint mir so vieles, was da vorgetragen wird, derart allen historischen und vornehmlich auch epidemiologischen Tatsachen zu widersprechen,[32]) daß mir hier zu allererst und mit aller Entschiedenheit eine historische Quellenuntersuchung von Grund aus gefordert werden zu müssen scheint! Hier stimmt's nicht! —

---

[31]) Der Ursprung der Syphilis. Eine medizinische und kulturgeschichtliche Untersuchung. Zweite Abteilung. Jena 1911. S. 354.

[32]) Auch das Bild von der Lepra im Mittelalter, das Bloch im § 7 des 1. Kapitels seines ersten Bandes entworfen hat, bedarf in mehrfacher Hinsicht der Korrektur; man kommt aus dem Kopfschütteln wirklich nicht heraus, wenn man das liest; es geht einem damit wie mit seiner Behauptung von der leichten Kontaktübertragbarkeit der Lepra im neuesten Bande.

Natürlich ist das ein weitschichtig Ding,[33]) und ich kann nicht daran denken, Derartiges heute liefern zu wollen, bin auch auf andern Gebieten noch auf lange allzusehr engagiert. Aber ich durfte diesen wichtigen Gesichtspunkt doch gerade in vorliegendem Zusammenhange nicht unterdrücken. Er erscheint mir notwendig zur Sache zu gehören, wenn ich auch für heute mit einem ebensolchen „Non liquet" schließen muß, wie Bloch bei der Besprechung der präkolumbischen Knochenfunde in der alten und neuen Welt.

Wirkliche Schwierigkeiten ernster Art für die Annahme einer präkolumbischen Syphilis bestehen, soweit ich die Sache übersehe, zwar in keiner Weise, aber es ist auch noch herzlich wenig über das Wie der präkolumbischen Syphilis in der alten Welt gesagt, wenn wir die Tatsache als unumstößlich hinnehmen müssen, daß Lues vor der Mitte des 15. Jahrhunderts in Italien beobachtet und behandelt wurde, obwohl eine Ahnung von ihrer krankheitsontologischen Besonderheit nur in Chirurgenkreisen und andern der Empirie als der Vorbedingung des Fortschritts zugewendeten Lagern zu dämmern begonnen hatte.[34]) — —

Es ist gewiß nicht ohne Gewicht, wenn auch überaus auffallend, fast verblüffend, darum nicht minder bezeichnend, daß die später weithin gang und gäbe Bezeichnung „Franzosenkrankheit" gerade in Italien zuerst auftaucht und nachgewiesen werden kann, in Italien, von wo diese Krankheit oder richtiger gesagt das Bekanntwerden mit dieser Krankheit ein halbes Jahrhundert später dem übrigen Europa vermittelt wurde, von wo aus die „große Syphilisepidemie" zugestandenermaßen seit 1495 ihren Ausgang genommen haben soll. Hat es darum am Ende des Mittelalters etwa die Syphilis ausschließlich in Italien gegeben? Das wäre wohl ein zu voreiliger Schluß.[35]) Aber man war offenbar spätestens in der Mitte

[33]) Auch der „Morbus Neapolitanus", der im Sommer 1496(!) den Rest des französischen Heeres so schwer mitnahm, muß von epidemiologisch-historischer Seite scharf unter die Lupe genommen werden; vielleicht bestand er nur zum kleinsten Teile aus Syphilis. Der Flecktyphus z. B. ging damals mordend durch die Mittelmeerländer! —

[34]) Hier verdient auch noch die Tatsache eine ausdrückliche Betonung und Hervorhebung, daß die ersten bis jetzt bekannt gewordenen Rezepte gegen den morbus gallicus in der Vulgärsprache abgefaßt sind. Die gelehrte Schulmedizin wollte noch nichts von „mal franzoso" wissen, wohl aber das Volk und die Wundärzte, die zunächst die gangbaren Abführkuren der herrschenden Schule gegen diese Krankheit offenbar „unreiner Säfte" in Anwendung zogen.

[35]) Trotzdem ich den Berichten des Diaz da Isla, Oviedo usw. keine historische Beweiskraft zuzuerkennen vermag, will ich durchaus nicht behaupten, daß sich auf den zwei Karavellen des heimkehrenden Entdeckers kein Syphili-

des 15. Jahrhunderts auf diesen Symptomenkomplex aufmerksam geworden, hatte ihn als etwas von verwandten Krankheitsformen, namentlich der Lepra, im Wesen Verschiedenes erkannt. Wie diese Erkenntnis Gemeingut der europäischen Menschheit wurde, ist bekannt und oben schon angedeutet. Der Sachverhalt ist so einleuchtend, daß es fast wundernehmen muß, wie doch niemand bisher auf den Gedanken gekommen ist, gerade in der Vulgärmedizin Italiens nach der vorkolumbischen Syphilis der alten Welt zu suchen! —

Wird denn nicht durch diesen einfachen Sachverhalt mit einem Schlage vieles klar. Ich meine, man darf es heute schon aussprechen, trotzdem die Veranlassung zu der Namengebung „mal Franzoso" noch völlig dunkel ist, die Geschichte der Syphilis im letzten Jahrzehnt des 15. Jahrhunderts beginnt jetzt erst verständlich zu werden. Die scheinbar plötzliche Erkenntnis einer aus dem großen Gebiete der mit Hautaffektionen einhergehenden konstitutionellen Krankheiten auszuscheidenden, im wilden Geschlechtsverkehr sich mit übertragenden Krankheit, wie sie doch die Neapolitaner Episode in der historischen Biologie der Spirochätenerkrankungen zu fordern oder darzustellen schien, kommt ebensosehr in Wegfall wie der von keinem Arzte beobachtete Einbruch der Lues in Spanien über die Häfen von Palos und Sevilla bzw. die Stadt Barcelona und ihre blitzschnelle Ausbreitung über ganz Europa, die nur dem „leicht verständlich und einleuchtend" erscheinen konnte, der die europäischen Ärzte des ausgehenden 15. und beginnenden 16. Jahrhunderts — und nicht nur die paar Syphilis-Libelle — nicht sorgfältig gelesen hatte und mit Unrecht unterschätzte. Verständlich wird die Frühgeschichte der Syphilis direkt nach ihrem Bekanntwerden und deren erste ärztliche Beschreiber erst dann, wenn man, wie jetzt selbstverständlich, annimmt, die Ärzte kannten das schon, was sie als „morbus Gallicus" nun bezeichnen sollten und bezeichneten, sie hatten es schon länger unter den Händen, waren schon bis zu gewissem Grade damit vertraut, wenn auch in anderer Auffassung und Beleuchtung. Mir wenigstens, ich wiederhole es, dem es die Fachgenossen vielleicht zugestehen werden, daß er von redlicher Arbeit in allen Zeitperioden der Medizin Beweise erbracht hat und jede einzelne aus allen andern zu erfassen suchte, der aber trotzdem vorwiegend im 14. und 15. Jahrhundert wissenschaftlich forschend gelebt, um dieser selbst willen und um das 16. völlig verstehen zu lernen, mir wenigstens ist es so gegangen: erst jetzt gewinnen mir die Syphilisinkunabeln, an allem andern gemessen, einen völlig verständlichen Sinn vor allem, um nur eins zu

---

tischer befunden haben könne. Auch für Mittelamerika bzw. die zunächst allein in Frage kommenden Bahama-Inseln und die großen Antillen, Cuba und Haïti, Syphilisfreiheit anzunehmen, hieße über die Grenzen des heute Entscheidbaren hinausgreifen.

nennen, in der immer zu beobachtenden Tatsache, daß die Verfasser diese Traktate von Anfang von der angeblich eben zum erstenmal gesehenen Krankheit völlig in der Richtung Bescheid wissen, daß sie es mit einer eminent chronischen Krankheit zu tun haben.[36])

Der Leser mag es vielleicht schon lange als erstaunlich oder gar befremdlich empfunden haben, daß bisher ein solches Rezept oder deren mehrere niemals gefunden wurden. Er mag auch vielleicht die Frage aufwerfen, ob denn nun diese kleine italienische Rezeptsammlung des *Codex Thott in 8.° No. 250* wirklich das älteste und einzige Dokument dieser Art sein und bleiben werde? — Zum ersteren Punkt möchte ich darauf hinweisen, daß Rezeptsammlungen die Neugierde und den Forschungstrieb der Gelehrten nur recht mäßig zu reizen vermochten. Auch ich selbst ließ sie meist halb beiseite, wo doch noch so viel anderes, anscheinend Wichtigeres, zu durchforschen war. Trotzdem oder meinetwegen auch deshalb möchte ich auf den zweiten Punkt, auf die Fragestellung mit einem glatten „Nein" antworten, wie gewagt das auch scheinen mag.

Wir haben es in dem Kopenhagener Rezeptbüchlein durchaus nicht etwa mit einer Originaleintragung in ein nach und nach zusammengelesenes Schatzkästlein eigener Beobachtung und Sammlung zu tun, mit einem Tagebuch, mit eigenen Kollektaneen und Manualien kasuistischer Art, die eigene Beobachtung und fremde Übermittelung zusammenschleppten, wie auch Das in Kloster- und Stadt- und staatlichen Bibliotheken allerdings gelegentlich sich findet, sondern mit einer Abschrift eines derart schon zusammengestellt gefundenen Büchleins. Das beweist nicht nur das Äußere der Handschrift, d. h. ihre Schriftzüge, die mindestens bis zum 57. Blatte eine vollständig einheitliche Stimmung zeigen und auch auf den fünf letzten Blättern nur geringen Stimmungswechsel erkennen lassen,[37]) das beweisen auch die nicht seltenen Stellen, wo die Vor-

---

[36]) Ich will nur ein Beispiel anführen und dazu noch ein etwas späteres, das mir aber aus meiner vorwiegenden Pestschriftenlektüre der letzten Zeit wieder erneut in Erinnerung gekommen ist. Der biedere Straßburger Wundarzt Hieronymus Brunschwig schreibt in seinem „Liber pestilentialis", der am 18. August 1500 fertig gedruckt war und sicher schon seit Monaten, wenn nicht länger, fertig geschrieben war (Bl. III[2]) „sunderlichen als yetz wol sehen bist, dz vil der menschen by 6 oder 7 jaren mit der Krankheit der blattern beladen sind, von den ytzigen Doktors genant malefrancose". Wir kämen damit aufs Jahr 1493 für Straßburg; wichtiger ist aber die generelle Kenntnis von ihrer langen Dauer im dritten Jahre literarischer Beschäftigung mit der Syphilis. — Auf die Ausdehnung der „Syphilisepidemie" im letzten Jahrzehnte des 15. Jahrhunderts in anderm Zusammenhange am Ende dieses Heftchens ein kurzes Streiflicht (S. 36 f.)!

[37]) Vgl. Tafel III mit den vorhergehenden.

lage nicht völlig verstanden ist.[38]) Diese Vorlage ist naturgemäß noch etwas früher anzusetzen als unser Manuskript, obgleich man aus sprachlichen Gründen kaum bis zum Jahr 1400 wird hinaufgehen können oder dürfen.

Man wird also nun daran gehn müssen, und das ist die nächste Aufgabe, der ich mich teilweise schon unterzogen haben würde, wenn mich nicht die Hygiene-Ausstellung zu Dresden auch im Herbst noch über Gebühr festgehalten hätte und Cholera und Kriegsunruhe obendrein später zurückgeschreckt hätten — man wird also daran gehn müssen, sämtliche Rezeptbücher in der italienischen Vulgärsprache, aber auch die lateinischen Rezeptbüchlein aus dem 14. und 15. Jahrhundert auf den Bibliotheken Italiens und die zerstreuten im übrigen Europa zu durchmustern, und man wird bestimmt noch öfters vomAnfange des 15. Jahrhunderts an auf Rezepte für Mal Franzoso stoßen. Ich glaube annehmen zu dürfen, daß auch regionär die Verbreitung dieser Krankheitsbezeichnung sich noch weiter über Italien erstrecken wird als über die Emilia, auch über die Lombardei, Toscana, Umbrien und selbst weiter nach Süden.[39]) Doch das muß die Zukunft lehren. —

[38]) Z. B. in dem ersten Rezepte Zeile 4 das „Zingibero", Tafel II, Anfang der letzten Zeile.

[39]) Ich bemerke ausdrücklich, daß franzoso (francioso) vom 14. bis ins 16. Jahrhundert vorkommt, solange eben das o im gallischen françois noch gesprochen wurde; im 16. fängt dann francese, franzese an. Mundartlich ist „franzoso" nicht begrenzt; es wurde ebensogut in Nord-, wie in Mittel- und Süditalien gesprochen. — Ob auf die immer wieder bei den älteren Autoren anzutreffende Herkunftsbezeichnung „Liguria" für die Syphilis irgendwelcher regionärer Wert zu legen ist, etwa gleich der Lombardei, möchte ich nicht entscheiden.

Zum Schlusse noch zwei Gesichtspunkte in kurzer Andeutung! Für diesmal kommt es mir nur darauf an, der Forschung unserer jungen Historiker Anregungen zu geben. —

Seit länger ist bei dem Streite um die Herkunft der Lues viel von „Fälschungen" die Rede gewesen. Besonders auch in der letzten Phase dieses Gelehrtenstreites hat man einen großen Aufwand von Scharfsinn zu dem Zwecke gemacht, alles das als „Fälschungen" darzutun, was der Sauberkeit des Beweises für den „amerikanischen Ursprung" im Wege schien. Nun will ich nicht behaupten, daß es gerade in gelehrten Streitereien an obstinaten Starrköpfen jemals gemangelt habe, die zur Wahrung ihres Unfehlbarkeitsnimbus vor keinem Mittel zurückschrecken; häufiger ist allerdings der Typus, der bei anderen Gelehrten Fälschungen wittert oder noch lieber einen dicken Posten Dummheit auf der Gegenseite mit Händen zu greifen meint, die sich auch vor den simpelsten Hereinfällen nicht zu schützen wisse. Auch mir ist ja schon der Fälschungsverdacht in bezug auf mein harmloses Rezeptbüchlein, wenn auch in manierlicher Form, entgegengehalten worden — doch die großen Fälschungen der Weltgeschichte wurzeln in einem andern Boden, in dem realer Interessen und direkter Machtfragen oder in der fast noch weniger skrupelbehafteten Sphäre klingenden Handelsvorteils. Das „Cui prodest?" ist doch hier die zu allererst aufzuwerfende Frage, und gerade ihr ist man in der vorliegenden Affaire eigentlich auffallend aus dem Wege gegangen. Und doch hat einer, der in dem Guajakrummel des zweiten und namentlich des dritten und vierten Jahrzehntes des 16. Jahrhunderts fast allein ruhig Blut und offenen Blick bewahrte, der auch das Spanien um 1520 und den Lauf der Welt recht gründlich kannte, gar oft und laut die Stimme erhoben und mit großer Schärfe darauf hingewiesen, daß kaufmännische Gesichtspunkte hier eine große Rolle spielten: Theophrast von Hohenheim, genannt Paracelsus, der wie keiner in seiner Zeit die Syphilis kannte, der seine Ansicht stets ungescheut zu sagen pflegte, auch für die Leute auf den „neuen Inseln" sich lebhaft interessierte und über sie seine ganz besonderen Gedanken sich gemacht hatte, der die Syphilis (wie alle direkten Epigonen ihres Auftretens) für eine neue Krankheit hielt, aber kein Wort davon sagte, daß sie aus Mittelamerika eingeschleppt sei, weil er in Spanien kein oder bestimmt kein zuverlässig Wort darüber gehört hatte. Über das Guajakholz aber hatte er seine ganz besonderen Erfahrungen nach der kommerziellen Seite hin. Er hat auch schon den Namen genannt, dessen Großgeschäftsklang damals im spanischen Handel die Dominante war und gerade den amerikanischen fast schon monopolisiert hatte, den der Augsburger Fugger. Höhnisch hält er den verzweifelten Syphilistherapeuten seiner Tage in der Kolmarer Syphilisschrift von 1528 ihre Flucht zum Guajaktranke vor: „Da alle Kranken an Euch verzagten, da half Euch Gott hinter den Kardinalshut[40]) und hinter des Fuggers Bankier . . . da fuhren sie gen Holz . . . ach, Du schöner Doktor, hastu ein Ablaß vor der Thüren, id est dein Holzmarkt: das ist, so der Fugger dein Papst ist, warum wolltest Du gen Rom ziehn, id est in den Holzwald." Ein anderes Mal spottet er in dem nämlichen Buche: „Einer floh unter den Kardinalshut, der andere entrann in Fuggers Laden und halfen ihnen ihr Holz abladen" oder „Ihr müßt Kunst vom Fugger lernen" oder „der rote Hut und des Fuggers Wagen haben das Holz gebracht, aber seine Tugend [zuverlässige Wirkung] nicht". Er hat also deutlich darauf hingewiesen, wem die Guajakabkochungen zum Nutzen gereichten,[41]) und das waren nicht die Patienten. Noch bitterer spricht er sich ein Jahr später in Nürnberg in dem kleinen Buch „Vom Holtz Guaiaco", gedruckt bei Friderichen Peypus 1529, über den ganzen Reklamerummel aus, der für dies Holz gemacht werde, das in seiner Heimat selbst nichts nütze[42]) für das man aber eine mächtige Agitation ins Werk gesetzt habe[43]); ja durch „solches eilendes neues Geschrei", dem man nicht Zeit lasse „zu verrauschen",

[40]) Spielt auf die Widmung der frühesten Guajakschrift des Dr. Nicolus Poll an den Kardinal Matthaeus, Bischof von Gurk, an.

[41]) Der feige Paracelsusschüler Adam von Bodenstein hat in seinen Ausgaben dieser Schrift den Namen des mächtigen Kaufherrn unterdrückt und „Kauffmann" dafür gesetzt.

[42]) „Aus solcher Unwissenheit bei den Fremden gesucht, das in seinem Land nichts soll, Gassen und Häuser läßt voller Kranken liegen." Man muß ihm in Spanien also wohl mächtig von der Masse der Syphiliskranken in der Neuen Welt vorerzählt haben!

[43]) „Welcher Brauch [vom Holz] im ersten mit keinem Grund eingeführt worden, sondern mit einem Geschrei fürgeben und soviel dem Holz zugelegt, daß ganz felix Arabia solcher Tugend beraubt ist, wiewohl solches zu ermessen, obs der Wahrheit gleich wer gewesen oder nit, den Aerzten wohl angestanden wäre."

habe man sogar die Stadtverwaltungen zu veranlassen gesucht, für ihre unbemittelten Kleinbürger Spitäler zu bauen, in denen ihnen die Holzkur aus den Stadtsäckel verabreicht werden solle, „als hab' Gott ein Gnad geben aus Spagnola", während das Almosen so zum Gift werde und um Gottes willen die Kranken verderbt würden, statt ihnen Nutzen zu bringen. Und es sei doch etwas ganz anderes, die eigentliche Aufgabe des menschenfreundlichen Arztes: „ein Hohes zu betrachten einem Arzt, mehreren Schaden zu meiden"! — Aber seine Warnungen verhallten fast ungehört.

Unterdes hatten sich nach Hohenheims Weggange aus Spanien dort auch die Handelsverhältnisse mehr konsolidiert, namentlich nach der Niederwerfung des Aufstandes in Kastilien (1521) und der Beendigung der Episode der comunidades durch die Amnestie von 1523, als Karl V. mehr dauernd sich mit den dortigen Zuständen zu befassen begonnen hatte.[44]) Neben der alten „Casa de Contratacion" wurde 1524 in enger Verbindung mit dem Hofe der Höchste Rat von Indien in Sevilla konstituiert (Consejo supremo de las Indias); es kam ein „großer Zug" in die Sache, wenn auch der Rat, der aus erprobten Kolonialmännern bestand, mit „kleinen Mitteln" zu arbeiten gewiß nicht verschmähte. Ein solches kleines Mittel zielsicherer Geschäftsdisposition mag darin bestanden haben, daß man einem „Zuge der Zeit" aufs beste entgegenkam und doch sein Schäfchen für den westindischen Drogenimport in aller Ruhe weiterscheren konnte. „Für heimische Krankheiten heimische Mittel" war so eine Art zugkräftigen Schlagworts geworden, dessen Wirkung man z. B. auch bei Hohenheim verspüren kann, wenn dieser nicht vielmehr einer seiner geistigen Väter ist. Dem konnte man nun kein besseres Paroli biegen, als daß man erklärte, „wir bringen ja im Franzosenholze ein solches heimisches Mittel, ein Volksmittel, aus der Urheimat der Franzosenkrankheit" von über See. Um diese Reklame für den Import des Guajak und der Radix Sarsaparillae noch fruchtbringender zu machen als durch Angaben über das Vorkommen der Syphilis im neuen „Indien" mußten auch wirkliche Berichte über die Einschleppung aus „Spagnola" 1493 beigebracht werden. Es entwickelte sich hier vermutlich ein ebenso hübsches wissenschaftliches und merkantiles Hand in Hand-Arbeiten, wie ein Jahrhundert später zwischen den holländischen Kaffee- und Teeimporteuren und den kleinen Nachtretern des großen Sylvius. Die Beziehungen zwischen den Zentralstellen des Drogenimportes aus Amerika und den Kronzeugen des Amerikanismus scheinen mir ebenso dringend der minutiösen Nach-

[44]) Vgl. Konrad Häbler, Die wirtschaftliche Blüte Spaniens im 16. Jahrh. Berlin 1888. Histor. Unters. hrsg. v. J. Jastrow Heft IX u. desselben Geschichte der Fugger'schen Handlung in Spanien, Weimar 1897. Socialgeschichtl. Forschungen hrsg. v. Bauer u. Hartmann Heft I.

prüfung zu bedürfen wie die verdächtigen Eskamotagen eines Bodmann und die Chronologie der Briefe des Peter Martyr.[45]) Daß hier Verdachtsmomente schlummern, deren Wahrscheinlichkeiten nicht a limine abzuweisen sind, wird man mir zugestehen müssen, zumal die Zensur bei der Syphilisschrift des Diaz de Isla ja besonders gründlich zu Werke gegangen ist und sich jahrelang Zeit genommen hat, wie authentisch feststeht, auch der „Originalkodex“ auf der Nationalbibliothek in Madrid mir in seiner Originalität erst glaublich erscheint, wenn ich ihn selbst in der Hand gehabt habe — man mag diesen Hinweis als „Stimmungsmache“ schelten, ich mochte ihn aber doch nicht unterdrücken; er gehört zum ganzen Bild der ersten 50 Jahre Syphilisliteratur, und an Stimmungsmache hat keine Periode der Geschichte der Medizin so Hervorragendes geleistet als das jüngste Jahrzehnt des Amerikanismus in der Syphilishistorie mit seinen fast ausschließlichen Wahrscheinlichkeitsbeweisen jeder Art.

Jedenfalls darf man eines nicht übersehen. Daß die Syphilis auch in Zentralamerika vorkomme, wird seit dem ersten Importe des Guajak (als Mittel gegen Lues) gelehrt, gilt seitdem als fable convenue, mit wieviel oder wiewenig Recht mögen diejenigen untersuchen, die jede Möglichkeit einer Wiedererkennung der Syphilis in den Berichten vor 1495 leugnen. Die blanke Hinnahme dieser Behauptung von interessierter Seite(!) schmeckt stark nach Kritiklosigkeit, die den Anhängern der „Altertumssyphilis“ mit viel Liebenswürdigkeit ständig vorgehalten wird.

Die Anfangsgeschichte des Guajakimportes steckt noch völlig in Dunkelheit. Hat Oviedo y Valdés, der im April 1514 zum erstenmal nach Amerika fuhr, es im Dezember 1515 von dorther mitgebracht? Die Zeit würde stimmen. Hat auch er die Syphilis in Española diagnostiziert, er, der doch gar kein Arzt war? Hat er auch die Indikation der Guajakbehandlung für die Syphilis erkannt und in Europa verbreitet??[46]) – Doch ein zweiter Gesichtspunkt ist noch wichtiger. Man hat den biedern Salzburger Leonhard Schmaus mit seiner „Lucubratiuncula de morbo gallico et cura eius noviter reperta cum ligno Indico“ vom 2. November 1518[47]) immer

[45]) Die natürlich damit nicht schon wieder rehabilitiert sind, wenn bereits in der ersten Hälfte des 15. Jahrhunderts „mal Franzoso“ in Italien nachgewiesen ist.

[46]) Er konnte ja alles, nur bei der Ansetzung des Jahres der Syphiliseinschleppung hat er nicht aufgepaßt, da hat er sie auf das Jahr 1496, also auf die zweite Rückkehr des Kolumbus verlegt: „ein rein chronologischer Irrtum“ sagen seine Verehrer von heute. Man lese aber, wie Sanchez schon 1774 hierüber urteilte! —

[47]) Das Büchlein des kaiserlichen Leibarztes Nicolaus Poll „De cura Morbi Gallici per Lignum Guaycanum, Libellus“ datiert seine Widmung vom 19. Dezember 1517, sagt aber nichts von der Lues in Amerika.

als den ersten Zeugen für die Einschleppung aus Amerika ausgegeben. Nun, ich habe mir auch diesen Schmaus nicht entgehen lassen, mir aber scheint er nach etwas ganz anderem zu schmecken. Wer sein erstes Kapitel mit Bedächtigkeit liest und Satz für Satz miteinander vergleicht, der wird finden, Schmaus tritt mit der großen Mehrzahl seiner Kollegen (cum omnibus recentioribus doctoribus) für das Alter der Syphilis ein (dico praeterea hunc morbum durasse semper), man habe sie nur nicht mehr gekannt. Auch „den occidentales Indi" sei sie „per plurimos annos" bekannt, und sie wendeten dagegen eben das zu empfehlende Holz an (quo semper usi sunt). Der [erneute] Ausbruch der Krankheit in Europa im Jahre 1494 sei durch die ungewöhnliche Wärme und Feuchtigkeit dieses Jahres bedingt, durch dessen heftige Regengüsse und unerhörte Überschwemmungen (inaudita[!] inundatio). Daß die Syphilis aus Amerika eingeschleppt worden sei, davon spricht er kein Wort. Dafür war die seitdem verflossene Zeit noch zu kurz — 22 oder 23 Jahre! — und jeder wußte damals noch, wie die Syphilis sich da und dort in ihrer eigentümlich schleichenden Verbreitungsweise gezeigt hatte in allmählicher Übertragung auf ihrem damals noch lange nicht mit zweifelloser Klarheit erkannten Ansteckungswege, wie wir ihre Verbreitung heute noch beobachten. Von einer Einschleppung und auch von einer epidemischen Ausbreitung im Laufe eines Jahres über halb Europa redete noch kein Mensch, weil niemand etwas Derartiges gesehen hatte; das wagte man erst mehr als ein Jahrzehnt später zu behaupten und fand allmählich Glauben bei einer völlig neuen Ärztegeneration.

Einen wirklichen, aktenmäßigen Beweis für die Art der Ausbreitung der Syphilis in dem „unverseuchten" Deutschland seit dem Jahre der Expedition Karls VIII. haben wir in den Frankfurter „Beedebüchern", deren einschlägigen Inhalt Armin Tille 1899 im „Janus" ans Licht gezogen hat.[48]) Die Luetischen waren dort, soweit sie sich feststellen ließen, kenntlich gemacht, und zwar 1496, also dem Jahre, das dem oben besprochenen Kaiseredikt folgte, 1497 und 1499 (Band 1498 fehlt!), und wieviel Leute werden da notiert in einer Stadt von rund 8000 Seelen?

1496	im	ganzen	5	(6)	Syphilitische
1497	„	„	11	(15)	„
1498	„	„	?		„
1499	„	„	3		„

[48]) Das Bedebuch von 1495, das Tille damals nicht einsehen konnte, habe ich durch freundliche Vermittelung des Herrn Archivdirektors Dr. Jung jetzt nachträglich einsehen lassen (Herr Archivar Dr. Ruppersberg war so liebenswürdig); es enthält, wie zu erwarten war, noch keine Eintragung; das Edikt vom Kaiser Max war im Frühjahr 1495 noch nicht erschienen! —

Das durchs Kaiseredikt geweckte Interesse war 1499 offenbar wieder erloschen. Aber die Zahlen der Jahre 1496 und 1497 lassen von einer mörderischen Epidemie gewiß nicht reden. Prozentualiter waren das Zahlen ungefähr wie heute![49])

---

[49]) Diese Zahlen der Frankfurter Steuerlisten von 1496, 1497 und 1499 sind ja gewiß keine bis ins kleinste zuverlässige Frankfurter Luesstatistik für die genannten Jahre; es handelt sich dabei ja überhaupt nur um Steuerzahler und deren Ehefrauen. Für diese allerdings verdient sie volle Beachtung. Wurde doch eine nach dem Material des vorhergehenden Jahres aufgestellte Liste der Steuerzahler durch eine besondere Kommission verifiziert und kontrolliert, welche jeden einzelnen Steuerpflichtigen in seiner Wohnung aufzusuchen und sich über dessen Verhältnisse zu informieren hatte, in den Jahren 1496—1499 speziell auch über die Frage, ob der Betreffende etwa an Lues leide. Ein geschämiges Verheimlichungsbedürfnis bei den Trägern der Krankheit bestand damals bekanntlich in keiner Weise, und die Aussicht, steuerfrei zu werden, wirkte gewiß eher in der Richtung einer Erhöhung der Zahlen dieser Statistik. Im Jahre 1499 hatte das Interesse an dieser Frage schon merklich abgeflaut. Prüft man die Listeneintragungen noch genauer, so kommt man mit allem Vorbehalt zu folgenden Wahrscheinlichkeitsergebnissen:

Im Jahre 1496 wurden insgesamt 6 Luesfälle festgestellt von denen 1497 einer gesund ist, 2 gestorben (oder verzogen) und 3 noch krank. Im Jahre 1497 wurden zu den dreien noch weitere 9 Fälle festgestellt, deren einer im Sterben lag, während auch 4 weitere derselben vielleicht 1496 schon krank waren, damals wenigstens schon keine Steuer gezahlt hatten. Drei dieser 4 waren 1499 entweder gestorben oder verzogen, der vierte ist 1499 gesund. Vier syphilitisch Kranke waren 1497 bestimmt neu hinzugekommen, zwei derselben sind 1499 offenbar gesund, ein dritter noch krank, ein vierter 1499 gestorben oder verzogen. Im Jahre 1499 sind dann noch 3 neue Syphilitische notiert, über deren Krankheitsausgang sich nichts sagen läßt. Summasummarum können wir also in den genannten drei Jahren 18 Syphilisfälle zusammenstellen, deren 6 im ganzen genesen, 8 mit Tod abgegangen oder verzogen sind, während von vieren der schließliche Ausgang unbestimmt ist. Das sind zwar gewiß keine zuverlässigen Diagnosen durchweg, nach keiner Hinsicht; es sind aber immerhin Zahlen, die Beachtung verdienen, da sie völlig unfrisiert sind. Vielleicht zeigen sie eine große Bösartigkeit der damaligen Syphilis um der scheinbar recht beträchtlichen Mortalität willen, aber doch nur vielleicht; denn nur von einem sichern Todesfalle erfahren wir, die andern können ebensogut durch Wegzug aus den Steuerlisten verschwunden sein. (Vielleicht lassen sich Sterbelisten zur Verifizierung heranziehen, da die Namen der Kranken ja bekannt sind; ebenso müßten die Namen der Kranken des Jahres 1496 in dem Bedebuch von 1495 noch aufgesucht werden; einige waren damals vielleicht schon steuerfrei, also krank, ohne daß man ihre Krankheit schon als „mal franzos" bezeichnet hätte.) Eines aber zeigt doch auch heute schon diese Nachprüfung bis ins einzelne: eine große Syphilisepidemie oder -Endemie hat in dem „unverseuchten", „jungfräulichen" Frankfurt in den ersten vier Jahren nach dem berüchtigten Zuge Karls VIII. nicht geherrscht. Und Frankfurt war doch schon damals eine große Durchgangszentrale des Verkehrs; anderwärts wird es trotz aller „inaudita" und „immensa" und sämtlicher übrigen Superlative im Zeitstil nicht viel anders gewesen sein! — —

Schließlich noch einen höheren Gesichtspunkt weiteren Ausblickes!

Man wird es in wenigen Jahrzehnten kaum mehr begreifen, daß man auch im 20. Jahrhundert noch so mühsame, so künstliche Scheidungen gemacht hat.

Dann wird der Tag erschienen sein, an dem die große Schar der Amerikanisten — ich meine hier nicht die Anhänger des „amerikanischen Ursprungs“, sondern die große Mehrheit der Erforscher der Vergangenheit Amerikas – ihre künstlich erquälte Isolierung der neuen Welt von Westen her selbst aufgibt, an dem die Bretterschranken über den Stillen Ozean zusammenstürzen. Man wird sich dann völlig klar geworden sein, daß seit Jahrtausenden auf einem doppelten Wege von Hinterasien her die Verbindung mit Amerika wenn auch unterbrochen aufrechterhalten wurde: im Norden mit der Küstenschiffahrt von Japan her an der Beringstraße vorbei oder richtiger mit dem Meeresstrom von der Halbinsel von Kamtschatka nach den Aleüten, wo sich seit undenklichen Zeiten die Golden Nordasiens mit den Indianern Nordamerikas auf den Jagdgründen treffen, und weiterhin nach Kalifornien — und im Süden mit dem Westoststrome über die Karolinen und die Marschallinseln nach Mittelamerika und mit der westgerichteten Meeresströmung über die Markesas und das übrige Polynesien (bzw. die Osterinsel) zurück. Wenn dann ferner die unleugbaren Zusammenhänge zwischen den Hochkulturen Asiens und den nicht minder hohen der Azteken, Tolteken, Majas, Inkas usw. klarer erfaßt und richtiger eingeschätzt sein werden, dann wird auch das angebliche Beschränktsein einer Krankheit, die gerade auf dem universellsten aller menschlichen Verkehrswege, dem geschlechtlichen, verbreitet zu werden pflegt, auf Mittel- und Nordamerika bis zum Jahre 1493 als das, was es wirklich ist, erkannt werden, als ein wirklichkeitsfernes Hirngespinst aus Nirgendheim — aus Utopia!

Erklärung der Tafeln.

Alle drei Tafeln stellen Lichtdrucknachbildungen in Originalgröße aus dem Ms. Thott. 8°, 250, der Kgl. Bibliothek zu Kopenhagen dar.

Tafel I. Vorderseite des 1. und 2. Blattes dieser Handschrift.

Tafel II. Rückseite des 20. und Vorderseite des 21. Blattes dieser Handschrift.

Tafel III. Vorderseite und Rückseite von Blatt 59 der nämlichen Handschrift.

B

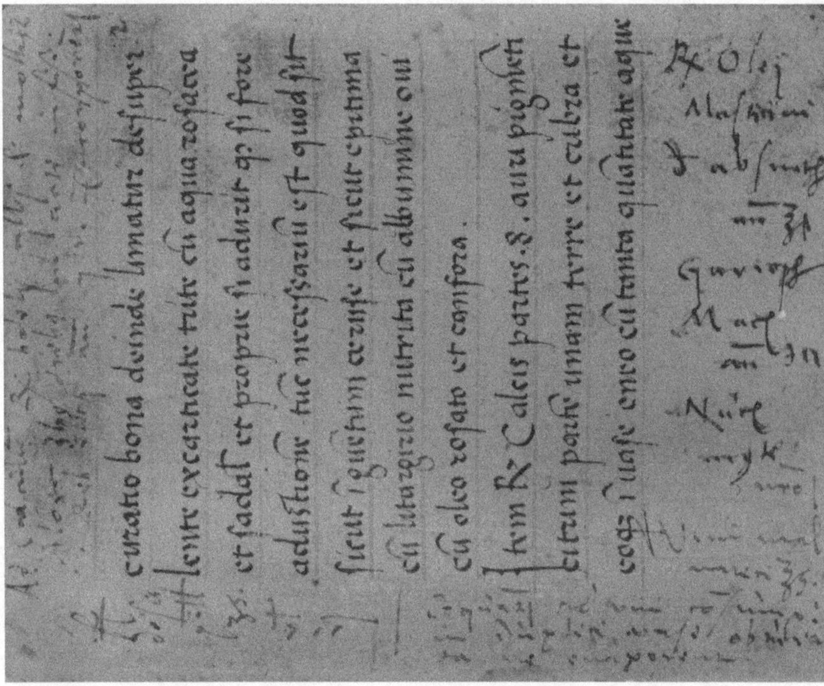

Bl. 2 recto

A

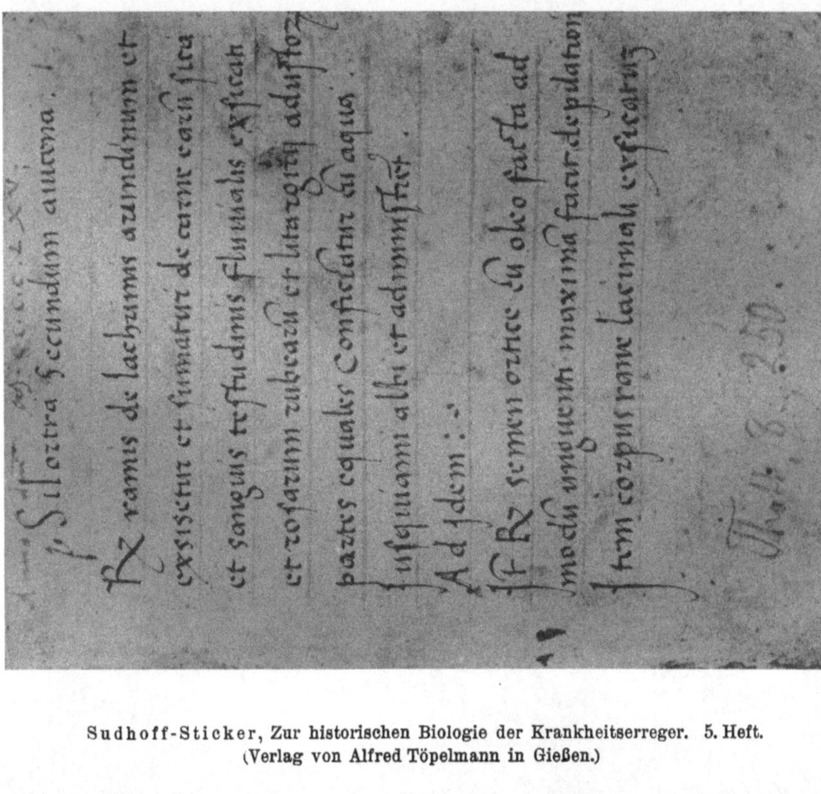

Bl. 1 recto

Aus Thottske Manuskript in 8° N. 250 der Kgl. Bibliothek zu Kopenhagen

Tafel II zu Sudhoff, Mal Franzoso in der ersten Hälfte des 15. Jahrhunderts

B

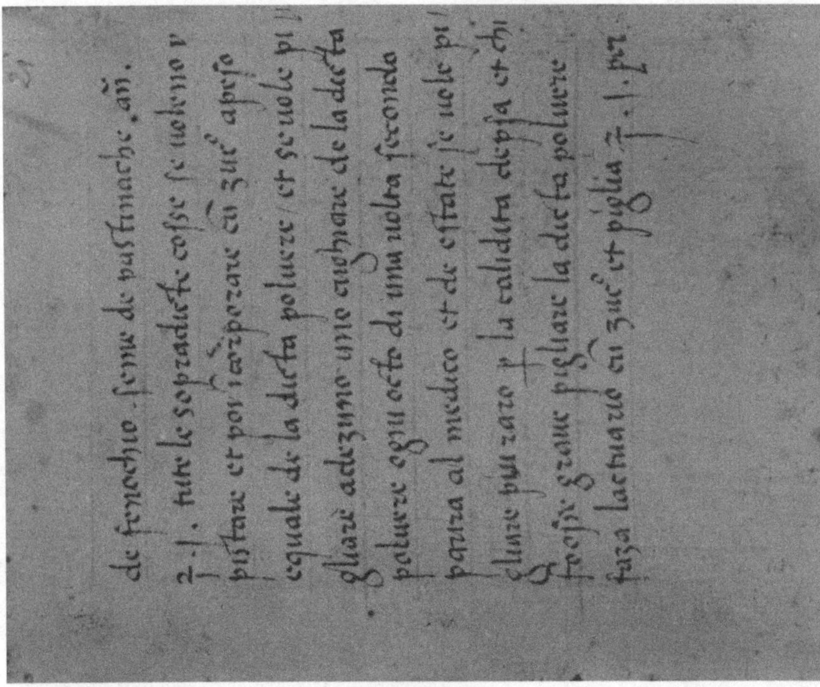

Bl. 21 recto

A

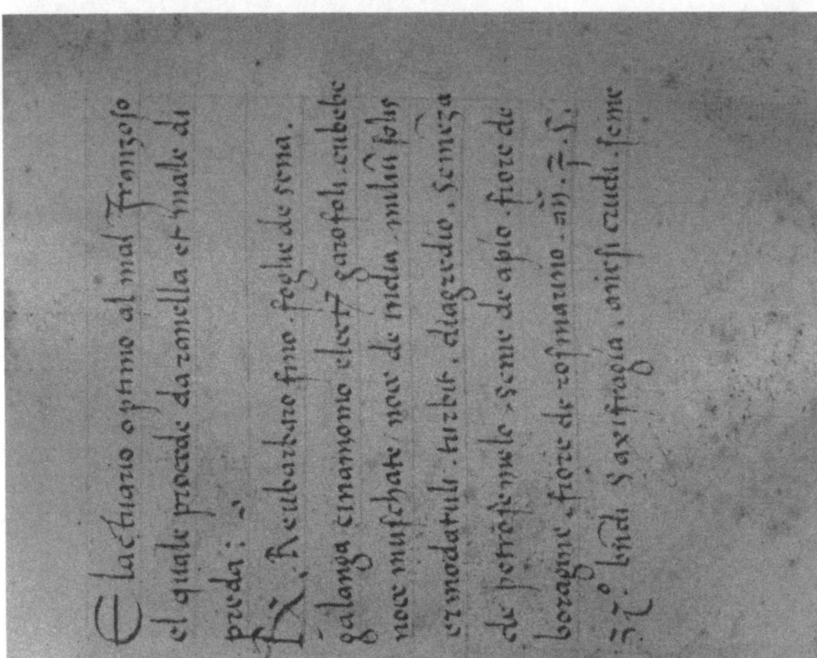

Bl. 20 verso

Aus Thottske Manuskript in 8° N. 250 der Kgl. Bibliothek zu Kopenhagen

B

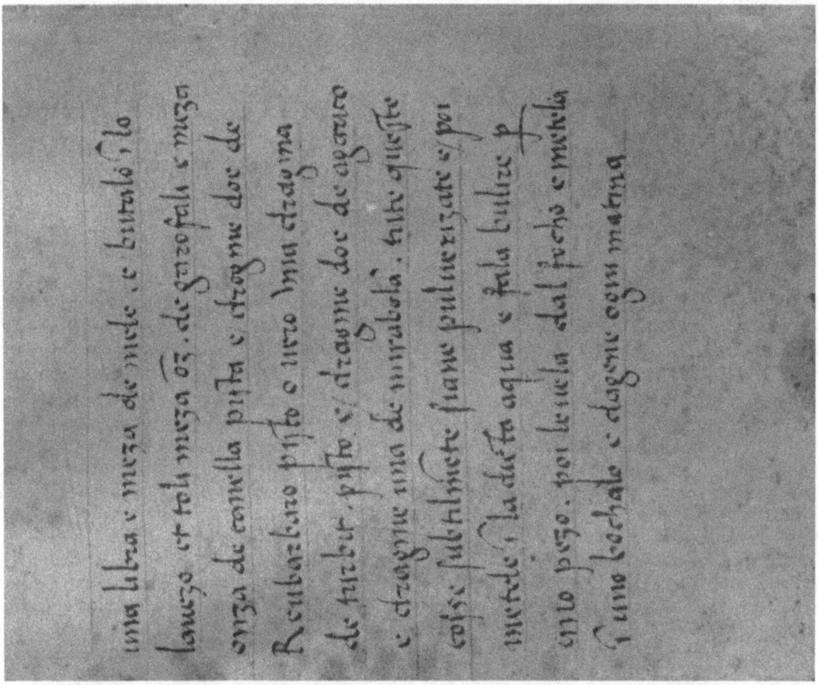

Bl. 59 verso

A

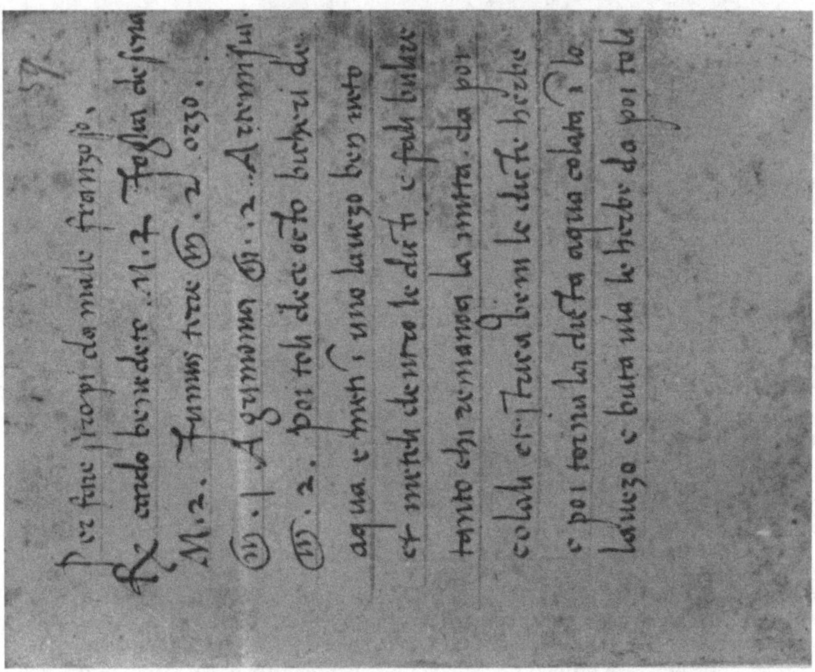

Bl. 59 recto

Verlag von Alfred Töpelmann (vormals J. Ricker) in Gießen

Über Naturheilkunst

von Prof. Dr. med. **Georg Sticker** in Bonn am Rhein

Geheftet 3 Mark | 1909 | Gebunden 4 Mark

Ungewöhnliche Begabung für den richtigen populären Ton, ein historisch und allgemein literarisch sehr reiches Wissen, aus dem die für die Veranschaulichung dienlichen Beispiele, man möchte sagen, aus dem Ärmel geschüttelt erscheinen, ein glänzender Stil, das sind die Vorzüge des trefflichen Büchleins. Münchener Medizinische Wochenschrift.

Wenn das geistvoll und spannend geschriebene Buch zum Allgemeingut der Menschheit würde und wenn die Stickersche Beweisführung von allen unparteiisch geprüft würde, so wäre ein Kampf gegen die Kurpfuscher nicht mehr nötig, so wäre mit all den Ungeheuerlichkeiten und Torheiten im Gebiet der sog. Naturheilkunde mit einem Schlage aufgeräumt. Aber leider ist zu befürchten, daß dieses vortreffliche Buch nicht von allen gelesen wird, die es lesen sollten, daß es von den Anhängern der Kurpfuscher und „Naturheilkundigen" nicht immer verstanden wird, daß es die Gesundheits-Neurastheniker nicht überzeugen kann, die da aus lauter Angst, an ihrer kostbaren Gesundheit Schaden zu nehmen, des Lebens nicht froh werden und an dieser Sorge mehr kranken als an körperlichem Leide. Unsern Lesern aber, bei denen wir ein Verständnis für diese Fragen voraussetzen dürfen, möchten wir das Stickersche Buch aufs dringendste empfehlen.

Das Rote Kreuz (Zentralorgan für alle deutschen Wohlfahrtsbestrebungen).

Gesundheit und Erziehung

Eine Vorschule der Ehe

von Prof. Dr. med. **Georg Sticker** in Bonn am Rhein

2. vermehrte Auflage | 1903 | Gebunden 5 Mark

In dem gediegen ausgestatteten Buche lernen wir den bekannten, vielseitigen Kliniker wieder von einer neuen Seite kennen und schätzen, nämlich als einen Popularphilosoph der Medizin oder besser Popularhygieniker, der von Herz zu Herz zu reden versteht. Es ist nicht leicht, für den gebildeten Mann populär zu schreiben. Die meisten oder doch sehr viele populärmedizinische Bücher stoßen durch ihre trockene, plumpe, doktrinäre oder doch nackt dogmatische Darstellung ab; es liegt in ihnen zu große Nüchternheit, keine Eleganz der Form, des Ausdrucks. Damit wird man natürlich gebildete Männer nicht zum Studium einladen und für so wichtige Angelegenheiten gewinnen, wie die hygienischen; der Zweck solcher Publikationen ist schließlich verfehlt. Wie ganz anders bei Sticker! Hier ist tiefes Denken, überzeugende Kraft der Ausführungen mit edler Sprache und Originalität der Form verknüpft. Der Arzt wird in dem Buche gleichsam auch zum Rhetor, die Hygiene formt sich hier, vielleicht ohne daß der Verfasser es wollte, zu einer Art von Geisteswissenschaft. In dieser Form liegt quasi der Reiz des Inhalts, der keinem Arzt etwas Neues bietet und doch jeden bei der Lektüre als neu ansprechen wird. Die Form wird hier zum Inhalt. Fast möchten wir das Buch, wenn wir es literarisch zu kategorisieren hätten, unter die „Ästhetika" verweisen. Tatsächlich umweht den Lesenden der Hauch reinster ästhetischer Empfindung. Stickers Buch zu lesen ist ein Genuß, den wir allen Lesern von Herzen gönnen.

Prof. Dr. J. Pagel (Berlin) in der Deutschen Ärzte-Zeitung.

Verlag von Alfred Töpelmann (vormals J. Ricker) in Gießen

Abhandlungen aus der Seuchengeschichte und Seuchenlehre

von

Georg Sticker

I. Band: Die Pest

Erster Teil: Die Geschichte der Pest

Lexikon-Oktav. VIII und 478 Seiten, 12 Karten. 1908. 30 Mk.

Zweiter Teil: Die Pest als Seuche und als Plage

Lexikon-Oktav. VIII und 542 Seiten mit 5 Textbildern. 1910. 30 Mk.

In den zwei Teilen ist der I. Band: Die Pest abgeschlossen

Aus Besprechungen des ersten Teils:

Wer einen Scheuklappenhorizont hat, lasse ja die Finger von dem Werk! Um so größeren Genuß werden davon diejenigen haben, die nicht ihre Schule für den Nabel der Welt und das Jahr 1908 für das Jahr der Vollendung halten, sondern die über Raum und Zeit in die grenzenlose Geschichte zu blicken vermögen. Buttersack (Berlin) in den Fortschritten der Medizin.

Was die Geschichte der Epidemien die Ärzte und die verantwortlichen Behörden von heute lehren kann, ist noch niemals so klar und eindringlich und wirkungsvoll dargelegt worden wie in diesem vortrefflichen Buche, das jeder Historiker der Krankheiten gelesen haben muß und jeder Kliniker, Pathologe und Hygieniker und beamtete Arzt eifrigst studieren sollte. Sudhoff (Leipzig) in den Mitteilungen zur Gesch. der Med. u. der Naturwissensch.

Mit Recht hat St. bei seinem Riesenunternehmen zunächst an die Geschichte gedacht. Sie ist das A und O auch der praktischen Arbeit nach dem bekannten Ausspruch, daß die Geschichte einer Wissenschaft die Wissenschaft selbst ist. Daß St. in beiden Gebieten, dem praktisch- wie dem historisch-medizinischen gleich berufener und bewährter Meister ist, das haben seine bisherigen klinischen und hygienischen, populären wie populärwissenschaftlichen Arbeiten bewiesen. Das beweist auch seine Universal-Pestgeschichte, von der wir wünschen, daß ihre Schwestern nicht zu lange auf sich warten lassen mögen. Pagel (Berlin) in der Deutschen Literaturzeitung.

Druck von C. G. Röder G. m. b. H., Leipzig.

FSC
www.fsc.org
MIX
Papier | Fördert gute Waldnutzung
FSC® C083411

Zeitfracht Medien GmbH
Ferdinand-Jühlke-Straße 7
99095 Erfurt, Deutschland
produktsicherheit@kolibri360.de